拥有健康的心脏

——心脏病患者自我照护指导

编　著　孔小轶

U0197365

北京大学医学出版社

YONGYOU JIANKANG DE XINZANG——XINZANGBING
HUANZHE ZIWO ZHAOHU ZHIDAO

图书在版编目（CIP）数据

拥有健康的心脏：心脏病患者自我照护指导 / 孔小轶编著 .
—北京：北京大学医学出版社，2023.10
ISBN 978-7-5659-2998-4

Ⅰ.①拥…　Ⅱ.①孔…　Ⅲ.①心脏病－诊疗　Ⅳ.①R541

中国国家版本馆 CIP 数据核字（2023）第 177526 号

拥有健康的心脏——心脏病患者自我照护指导

编　　著：孔小轶
出版发行：北京大学医学出版社
地　　址：（100191）北京市海淀区学院路 38 号　北京大学医学部院内
电　　话：发行部 010-82802230；图书邮购 010-82802495
网　　址：http://www.pumpress.com.cn
E-mail：booksale@bjmu.edu.cn
印　　刷：北京信彩瑞禾印刷厂
经　　销：新华书店
责任编辑：高　瑾　　责任校对：靳新强　　责任印制：李　啸
开　　本：880 mm×1230 mm　1/32　印张：9.125　　字数：210 千字
版　　次：2023 年 10 月第 1 版　2023 年 10 月第 1 次印刷
书　　号：ISBN 978-7-5659-2998-4
定　　价：55.00 元

版权所有，违者必究
（凡属质量问题请与本社发行部联系退换）

序

作为一名专业的心内科医生，阅读各种心脏病健康教育材料是很常规的工作。而这确是一本极具实用意义、值得患者和家属反复阅读的心脏病患者的"保姆书"。

现实中很多患者并不只患有一种心脏病，冠心病、高血压、动脉硬化等共患病的情况很普遍。而一种心脏病也会不断发展，引发出好几种心脏病，比如冠心病引起的心律失常，心肌梗死发展到心力衰竭等。因此，患者和家属需要全面周详的信息。本书的内容就非常丰富，照顾到了心血管及其共患病的大大小小各种问题，从心脏支架和起搏器，到口腔护理和能不能打疫苗，还有常见药物的用药反应。很多问题看似不大，但却造成患者治疗和生活中很多困惑，有了这本书就可以免去很多跑医院问医生耗时费力的烦恼。

书的文字平实，没有太多拗口难懂的专业知识，很多时候都是最直白地告诉患者和家属发生什么问题时该怎么做，这些信息非常值得患者和家属反复阅读并牢记在心。

张海涛

2023 年 9 月

目　录

第三章　高血压

第四章　心力衰竭

第五章　高脂血症

第六章　其他心脏病

第七章　心脏病相关检查

第八章　心脏病并发症和并存疾病

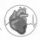

第一章

冠心病

心脏如何工作?

心脏是由肌肉组成的，它的工作就是通过血管把血液输送到全身。血液携带能使全身器官保持健康并保证正常工作所需的氧气和营养物质。

心脏是如何工作的？

心脏有两个泵，一个在右侧，一个在左侧。

- 心脏左侧的泵把从肺里出来的富含氧气的血液通过动脉泵入身体的其他器官。
- 心脏右侧的泵把身体里用过的血液泵回肺里，在那里血液重新携带氧气，留下二氧化碳。

当您的心脏正常工作时，富含氧气的血液在整个身体里循环。心脏有自己的电系统，它可以使心脏的不同区域保持同步工作（心律），并且控制心跳的快慢（心率）。

心脏正常工作需要什么？

您的心脏需要泵出足够的血液，向大脑及其他重要器官提供持续的氧气和其他的营养物质。为了做好这项重要的工作：

心脏需要同步跳动。心脏的电系统控制心脏泵的节奏。当心脏电系统正常工作时，它可以保持正常的心率及心律。心脏电系统出现问题时可能导致心律失常。这就意味着：

- 心跳不规则。
- 心跳太快（心动过速）。
- 心跳太慢（心动过缓）。

心肌需要保持健康。当心肌舒张时心脏充满血液，当心肌收缩时，泵出血液。每次心跳泵出足够的血液，您的心脏才能再次舒张、收缩。关于心肌可能有以下问题：

- 您感染了病毒或者您出生时就有疾病。
- 您患有慢性病，如糖尿病或高血压。
- 您过度饮酒。
- 流向心肌的血液减少，也就是发生缺血。心脏通过冠状动脉向心肌输送富含氧气的血液，如果冠状动脉阻塞或狭窄，心肌将坏死而不能正常工作。

心脏需要保持有效的血流。心脏有4个瓣膜可以控制血流进出心腔。瓣膜在心脏两侧的心房和心室之间。瓣膜可以控制血液流出心脏，流向肺或身体其他部位。

瓣膜使血液只能向前流动。当心室收缩时，瓣膜将开放使血液流出；当心室舒张时，瓣膜将关闭防止血液倒流，并且使心室再次充满血液。心脏瓣膜出现问题将干扰正常的血流并导致疾病。

什么是心绞痛?

　　由心肌缺血引起的胸痛叫心绞痛。当心脏不能得到足够的血液供应时,就会发生心绞痛。心绞痛是由冠心病(CAD)引起的,冠心病是由于给心脏供血的主要血管发生狭窄或阻塞。冠心病会增加您患心肌梗死的风险。

　　心绞痛的不同类型包括:

- **稳定型心绞痛:** 这种类型的胸痛可以预测。有这种疾病的人知道它什么时候会发生,如运动或者活动时。休息或停止活动后它就会消失。

- **不稳定型心绞痛:** 这是稳定型心绞痛的变异,或者它可能是一种新发的胸部不适,意味着心脏供血减少。不稳定型心绞痛发生在休息或活动量很小时,疼痛程度更剧烈,并且持续时间更长。

- **变异型心绞痛(Prinzmetal 心绞痛):** 这种类型的心绞痛发生在冠状动脉突然收缩(或痉挛)时。痉挛使流向心脏的血液减少。严重的痉挛可以阻断血流导致心肌梗死。它通常发生在休息时,持续 2 ～ 5 分钟。夜间、清晨或每天的同一时间更易发生。

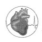

心绞痛和心肌梗死之间的区别是什么?

心绞痛和心肌梗死都是由于冠状动脉血流减少或闭塞，使得部分心肌不能得到足够的氧气。心绞痛发作时，缺氧是暂时的，不会发生永久性心脏损伤。但心肌梗死时，缺氧持续时间长，并且损害心脏。

只有当心脏负荷增加，需要更多的氧气，如运动时，稳定型心绞痛患者才可能注意到这个疾病；休息时疼痛就消失了，因为此时心脏不再需要那么多的氧气。

对于不稳定型心绞痛，血栓可能部分阻塞冠状动脉，或短时间内完全阻塞冠状动脉。但血栓会自行溶解或经药物治疗后溶解，因此不会导致永久的心脏损害。

在家里应该做什么?

改变生活方式

- 如果您吸烟，请戒烟，并避免吸二手烟。吸烟的心脏病患者比戒烟的心脏病患者更易死于心肌梗死。向医生咨询戒烟计划和戒烟药物，它们可以提高您的戒烟成功率。
- 吃有利于心脏健康的饮食，如低胆固醇、低饱和脂肪酸、低盐和高纤维的食物。一周吃两次鱼（但不要超过两次）。请向您的医生询问更多的细节。

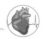

- 如果您正在服用硝酸甘油或其他用于治疗心绞痛的含有硝酸盐的药物（包括硝酸异山梨酯和单硝酸异山梨酯），可以有性行为，但不要吃西地那非（伟哥）、伐地那非（艾力达）或他地那非（希力士）。

药物

- 如果医生给您开了硝酸甘油，随时带着它，并确保它没有过期。发生胸痛时，坐下来休息，并按说明书服用硝酸甘油。如果胸部疼痛更剧烈，或者5分钟内没有缓解，马上拨打"120"或当地急救电话。
- 如果医生建议，每天服用低剂量（81 mg）阿司匹林以预防心肌梗死。如果您有其他健康问题，可能不能服用阿司匹林，请告诉医生。
- 按说明书服药，如果您对服用的药物存在疑问，请咨询医生。

活动

- 和医生交流是否可以开始进行锻炼。规律运动会降低心肌梗死的风险。
- 如果运动引起心绞痛，逐渐慢下来，并在再次运动前向医生咨询。清晨进行温和的活动。吃饭后休息，或只做少量运动。
- 如果医生没有给您制订心脏康复计划，询问医生心脏康复计划是否适合您。心脏康复计划包括监督运动，帮助改变饮食和生活方式，以及情感上的支持，有助于减少您将来出现心脏问题的风险。

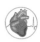

什么时候应该打电话寻求帮助？

当您认为需要急救时随时拨打"120"或当地急救电话。例如：

- 感觉即将要晕倒。
- 已经诊断出患有心绞痛，休息后胸痛不缓解，或含服硝酸甘油后 5 分钟未缓解。
- 您有心肌梗死的症状，包括：
  ○ 胸部疼痛或压迫感，或胸部异常的感觉。
  ○ 大汗。
  ○ 气短。
  ○ 恶心或呕吐。
  ○ 背部、颈部、下颌、上腹部、一侧或两侧肩或手臂出现疼痛、压迫感或异常的感觉。
  ○ 头晕或突然虚脱。
  ○ 快速或不规则的心跳。

拨打"120"或当地急救电话后，救护人员可能会让您嚼服成人剂量或 2 ～ 4 倍低剂量的阿司匹林。等待救护车的到来，不要试图自己开车。

出现以下情况时请立即就诊或寻求直接医疗救护：

- 您的胸痛比平时发作得更频繁，即使休息或含服硝酸甘油后可缓解。
- 您觉得头晕或头昏眼花，或是您感觉自己即将晕倒。

什么是心肌梗死（心脏病发作）？

　　心肌梗死（心脏病的发作）是由于血栓阻塞了心脏的血流。如果心脏得不到足够的富含氧气的血液，部分心肌就会死亡。

　　心肌梗死的血栓来源一般是破裂的斑块。斑块是动脉血管中的脂肪堆积。当斑块破裂时，身体试图通过在其破损部位周围形成血栓来修复这个破裂的斑块。而这个血栓可以阻断心脏的血流。

心肌梗死的症状

　　心肌梗死的最常见症状是胸痛或压榨痛。有人形容它为胸部的不适、挤压痛或闷痛。许多人还有至少一个其他的症状，例如：

- 背部、下颌、喉咙、上腹、手臂的疼痛或不适。
- 出汗，胃部不适或呕吐。
- 呼吸困难。
- 感到头昏眼花或突然虚弱。
- 心慌。

　　一些症状可能说不清楚。但如果您认为可能是心肌梗死，那就需要求救。

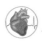

什么时候打求救电话

呼叫"120"或当地急救电话，如果：

- 有心肌梗死的症状，包括：
  - 胸痛或压榨痛，或胸部异样的感觉。
  - 出汗。
  - 气短。
  - 恶心或呕吐。
  - 背部、颈部、下颌、上腹部、一侧或两侧的肩部或手臂疼痛、压榨痛或有异样感觉。
  - 头晕或突然虚弱。
  - 快速或不规则的心跳。
- 若您已诊断患有心绞痛，经过休息或者含服硝酸甘油5分钟后您的胸痛仍然不缓解。

拨打"120"或当地急救电话后，医护人员会让您咀嚼成人剂量或2～4倍低剂量的阿司匹林。等待救护车的到来，不要自己开车。

如果您有心肌梗死的症状，千万不要等待。即使您不确定您的心脏病发作了，也要马上打电话求助。快速治疗可以挽救您的生命。

心肌梗死后的注意事项

为了防止心肌梗死再次发作，必须改变生活方式并坚持服药。

活动

- 遵医嘱逐渐增加您的活动量。当感到劳累的时候稍作休息。
- 在您开始运动前告诉您的医生。散步是锻炼身体的一种简单的方法。您步行的距离应该逐渐增加。
- 如果医生没有给您制订一个心脏康复计划，咨询这个计划是否适合您。心脏康复计划包括合理的运动，合理的饮食，生活方式的改变和情感上的支持。
- 在得到医生允许前不能开车。
- 如果您的医生允许，当您感觉良好的时候可以进行性行为。前提是您可以很轻松地步行或爬楼梯。

生活方式的改变

- 戒烟，并且避免吸二手烟。
- 吃有利于心脏健康的饮食，这些饮食包括低胆固醇、低饱和脂肪酸、低盐饮食，大量的水果和蔬菜。具体饮食细节咨询您的医生或营养师。
- 避免流行性感冒（流感），每年注射流感疫苗。

药物

- 完全按规定服药。心肌梗死患者需要服用多种药物。如果您认为您的药物有问题，请咨询您的医生。
  - 血管紧张素转化酶抑制剂、β受体阻滞剂、他汀类药物，这些药物可以预防心肌梗死再次发作。

○ 阿司匹林和其他血液稀释剂可预防血栓形成。血栓会引起心脏病发作或卒中。

● 如果医生给您开了硝酸甘油，请随身携带。如果发生胸痛，先坐下来休息，然后遵医嘱服用硝酸甘油。

○ 如果胸痛加重或 5 分钟内仍然没有改善，马上拨打"120"或当地急救电话。

○ 如果您正在服用硝酸甘油，不要服用壮阳药。

○ 如果您的硝酸甘油已过期，那就不能起到很好的作用，请重新开药。通常应该每 3 ～ 6 个月更换药片。

● 若您发生过胸痛或压榨痛，即使现在已经不疼了，也一定要告诉医生。

● 在没有询问医生之前，不要服用非处方药物或中草药。

什么是血管成形术？

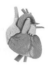

　　斑块是脂肪的堆积，它可以堵塞动脉血管。血管成形术是一种开通阻塞的冠状动脉以恢复心脏血流的方法。它可以通过扩张由于斑块引起狭窄的动脉而预防心脏问题。医生将其称为经皮冠状动脉介入治疗（PCI）。

　　心脏病发作时或发作之后立即进行血管成形术可以防止心脏进一步损伤。血管成形术还可以减少由于心脏病引起的死亡或其他的一些问题，例如心力衰竭。

操作方法是什么？

　　血管成形术前，医生会先进行心导管检查（又称冠状动脉造影）。进行这个检查时先用一根通常称为导管的小管子由患者手臂或腹股沟动脉送入，最后到达心脏。然后通过导管推送造影剂。造影剂可以使冠状动脉在屏幕上显示出来，从而使医生看到血管是否有堵塞。如果血管发生堵塞，医生会进行血管成形术。

　　在进行血管成形术时，医生将导管送入阻塞的动脉。导管的末端是一个微球囊。在动脉内向球囊充气就可以开通堵塞的部位。

　　在血管成形术时，医生可能在动脉内置入支架。支架是一个小的管状物，它可以扩张动脉壁，从而防止小斑块脱落引起

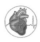

的心脏病发作，还可以防止动脉再次狭窄（再狭窄）。

医生用的其中一种类型的支架是药物洗脱支架。这种支架的表面覆盖着药物，可以防止支架周围的细胞的增殖，这有助于保持动脉开放。

术后的处理

在医院内：

- 在导管插入部位会粘贴一个大绷带。
- 如果导管插入的部位在您的腹股沟区，则术后几个小时您都要保持腿伸直。
- 护士会观察您的心率和血压，并检查穿刺处是否有出血。
- 拔管后的 12～24 小时内可以下地活动。
- 一天或两天内您就可以回家了。

回到家后：

- 每天检查穿刺处是否有感染的征象：发红、肿胀、流脓、发热。
- 在几天之内您就可以恢复正常的活动量。
- 戒烟。抽烟会增加您血管成形术或支架置入后动脉再次发生狭窄的风险。
- 坚持复诊。进行过血管成形术后并不意味着您的疾病已完全治愈，您还需要看医生和坚持服药。
- 遵医嘱用药。如果您置入了支架，您需要服用抗血小板药物以预防心脏病再发或卒中。您可能需要服

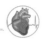

用阿司匹林和另一种抗血小板药物，如氯吡格雷。在征得医生同意之前，不要自行停用这些药物。如果您置入了药物洗脱支架，上述药物您至少要服用一年。如果您置入了金属裸支架，您至少需服用上述两种药物一个月，但也可能需服用一年。之后，您需要长期服用阿司匹林。

风险

血管成形术后并发症发生率很低。但是，像所有的手术一样，它还是存在一定的风险，最常见的是：

- 穿刺部位出血。
- 腹股沟或手臂血管需要修补的损伤。
- 冠状动脉损伤，可导致心脏病发作。
- 感染。
- 对手术过程中应用的造影剂出现过敏反应。

出现以下情况时应当咨询医生：

- 您出现任何感染的征象，包括：
  - 穿刺处疼痛加剧、肿胀、发红或皮温升高。
  - 沿穿刺处出现红色的条纹。
  - 穿刺处流脓。
  - 颈部、腋下或腹股沟处的淋巴结肿大。
  - 发热。
- 穿刺部位疼痛或出血。

什么是抗血小板治疗？

在突发心脏病或接受血管成形术治疗之后，您可能会更加关注您的心脏健康。常采取的措施之一是服用抗血栓形成的药物，即所谓的抗血小板治疗。阿司匹林是最常见的抗血小板药物。您的医生可能会建议您服用阿司匹林或其他抗血小板药物或两者同时服用。

为什么要服用抗血小板药物？

抗血小板药物有助于预防心血管急症。

急性心肌缺血发生在心脏血流受阻时，这通常是由于脂肪（也就是斑块）堆积在给心脏供应血液的血管（即冠状动脉）而造成。当斑块破裂时，机体会在其破损部位的周围形成血栓以修复此斑块。血栓会引起动脉阻塞，阻断心脏的血液及氧气供应，最终导致急性心肌缺血发作。

血管支架是在血管成形术时置入冠状动脉的可扩张的小管子，它可以保持血管通畅。但支架内也可以形成血栓，同样可以阻塞血流，引起急性心肌缺血发作。

抗血小板药物可以预防动脉和支架内形成血栓，从而降低急性心肌缺血的发生率。

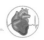

常用的药物

医生可能建议您服用阿司匹林或其他抗血小板药物，或阿司匹林联合另一种抗血小板药物。您可能终身需要每日服用小剂量的阿司匹林。而您服用其他抗血小板药物的时间取决于血管成形术时置入的支架类型。

抗血小板药物安全吗？

阿司匹林和其他抗血小板药物已经被广大患者安全应用了很多年，但这些药物的确会增加出血的风险。如果您有下列情况，一定要告诉医生：

- 胃溃疡、既往胃或其他消化道出血。
- 脑出血病史。

服用抗血小板药物期间要注意的事情

- 限制饮酒。咨询医生您能否喝酒以及饮酒量。服用抗血小板药物期间每日饮酒过多会增加肝损害和胃出血的风险。
- 在咨询医生之前不要服用处方或非处方药物、维生素、草药或营养品。在服用非处方药物之前一定要阅读说明书。很多药物本身含有阿司匹林，这会导致您服用过量的阿司匹林。
- 在征得医生同意之前不要服用稀释血液的药物（抗凝剂）。

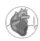
其他注意事项

- 在征得医生同意之前不要随意停用阿司匹林或其他抗血小板药物。
- 在接受外科手术或牙科治疗等可能导致出血的治疗前至少需停用阿司匹林或其他抗血小板药物 5 天，但在征得医生同意之前不要自行停用抗血小板药物。
- 如果您处于妊娠期、哺乳期或计划怀孕，在服用阿司匹林或其他抗血小板药物之前需告知您的医生。
- 如果您需要服用止痛药，需咨询医生以选择合适的种类。

什么情况下需要医疗救助

需要紧急救助的情况下拨打"120"或当地急救电话，例如：

- 感觉即将要晕倒（意识丧失）。
- 呕吐鲜血或咖啡样物质。
- 排沥青色或鲜血便。
- 有类似于心肌缺血发作的症状，包括：
  ○ 胸痛或胸部的紧缩感或其他异样感觉。
  ○ 大汗。
  ○ 气短。
  ○ 恶心或呕吐。
  ○ 背部、颈部、下颌、上腹部、单侧或双侧肩或上肢出现疼痛、紧缩感或异样的感觉。

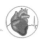

  ○ 头晕或突然出现乏力。

  ○ 心动过速或心律不齐。

拨打"120"或当地急救电话后，医护人员可能会让您嚼服成人剂量或 2～4 倍低剂量的阿司匹林。等待救护车到达，不要自行驾车前往医院。

如果出现以下情况，需立即就诊或寻求医疗救助：

- 耳鸣。
- 视力异常。
- 恶心。
- 嗜睡。
- 呼吸急促。
- 排黑便、柏油样便或粪便中可见血丝。
- 其他异常的出血，例如：
  ○ 皮下出血点。
  ○ 难以止住的鼻出血。
  ○ 刷牙时出现牙龈出血。
  ○ 尿血。
  ○ 非月经期间出现阴道出血或经期大量出血。

密切观察身体健康的改变，如果出现以下情况，请于就诊时告知医生：

- 胃部不适。
- 您对阿司匹林或其他抗血小板药物存在疑问。

阿司匹林是什么？

阿司匹林常被用来缓解疼痛。它还可以防止心脏病或卒中的发作。如果在心脏病发作时服用阿司匹林，可减轻心脏病的严重程度。

您的医生可能会建议您每天服用阿司匹林。

阿司匹林如何使您获益？

大多数心脏病和一些卒中都是由血栓引起的。阿司匹林通过减慢或预防血栓形成，或减小血栓体积以预防心脏病和卒中。

您的医生会告诉您服用阿司匹林的剂量和间隔时间。每天小剂量阿司匹林（81 mg）是用于预防心脏病或卒中的最常用的剂量。

如果您的胃不好，应随餐服用阿司匹林或服用肠溶性阿司匹林。

- 如果您认为您心脏病发作了，拨打"120"或当地急救电话。医护人员会让您嚼服成人剂量或 2～4 倍低剂量的阿司匹林。
- 如果您认为自己卒中发作了，拨打"120"或当地急救电话，但不要服用阿司匹林。不是所有的卒中都是由血栓引起的。服用阿司匹林可能会使一些卒中变得更加严重。

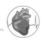

什么人应该服用阿司匹林?

如果您的医生认为您服用阿司匹林带来的获益大于风险,可能会建议您每天服用一片阿司匹林。如果您患心脏病或卒中的可能性很大,服用阿司匹林会给您带来更大的获益。

阿司匹林适用人群包括:

- 过去曾有心脏病、卒中或短暂性脑缺血发作。
- 有心脏病或有某些心脏病或卒中的危险因素,如糖尿病或吸烟。
- 有冠状动脉旁路移植术(心脏搭桥手术)史或血管成形术史。

什么人不应该服用阿司匹林?

不是所有人都应该每日服用阿司匹林,以下人群不适宜服用:

- 有胃溃疡。
- 近期有脑出血。
- 血压没有得到控制的高血压患者。
- 服用阿司匹林使哮喘加重的哮喘患者。
- 心脏病或卒中发生风险很低的人群。
- 对阿司匹林过敏者。

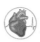

阿司匹林有什么副作用？

- 胃痛和胃部不适（胃炎）。
- 内出血。
- 过敏反应。

如果您发现自己皮肤容易出现淤青、有黑便或血便、割伤或擦伤后止血困难，请告知您的医生。

如果您打算停用阿司匹林，首先要与您的医生沟通如何安全停药。如果您对药物存在疑问，请与医生联系。

服用阿司匹林的注意事项

- 每日服用阿司匹林期间每天饮用 3 杯或更多的酒会增加肝损伤和胃出血的风险，如果您的医生建议您服用阿司匹林，您应该戒酒或限制饮酒。
- 一些处方药物、非处方药物、维生素、中草药和营养品等不应与阿司匹林同时服用。在开始服用阿司匹林之前，把您目前服用的所有药物和补品都告诉您的医生。
- 为了防止出血，在任何手术或牙科操作前停服阿司匹林至少 5 天。
- 不要服用其他非甾体抗炎药（NSAID）类止痛药（如布洛芬和萘普生）来替代阿司匹林。这些药物像

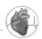

阿司匹林一样有止痛作用，但是它们不能像阿司匹林一样影响血栓形成。NSAID 可能增加您患心脏病的风险。

- 常规服用 NSAID 如布洛芬会降低阿司匹林预防心脏病的作用。如果您需要服用 NSAID，请在服用阿司匹林 2 小时后再服用。

什么是心导管检查?

将导管从腹股沟送至心脏　　　　　将导管放置在冠状动脉口

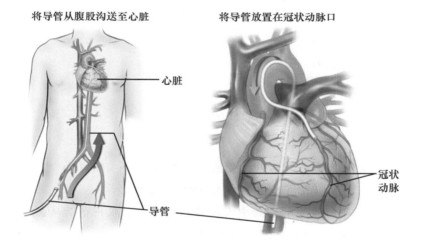

心脏

导管

冠状
动脉

　　心导管检查是一种心脏检查。这个检查包括冠状动脉造影,即针对冠状动脉的检查。冠状动脉给心脏供应血、氧气和营养物质。如果冠状动脉狭窄,您可能会出现胸痛、呼吸急促和其他心脏疾病的症状。狭窄的冠状动脉也会增加您发生心肌梗死的风险。

　　心导管检查术前,和医生讨论治疗方案。有时医生在心导管检查过程中就会治疗发现的问题。例如,通过血管成形术打开阻塞的动脉。在另外一些情况下,会在稍后的一段时间进行冠状动脉旁路移植术(CABG)或血管成形术。

这个检查是怎么做的？

- 一种称为导管的小管子通过腿或手臂的皮肤被送入血管内。导管通过血管到达心脏。
- 造影剂通过导管注入。当造影剂流经冠状动脉和心脏时，医生将拍摄 X 线照片。该照片将显示冠状动脉狭窄或阻塞的部位，同时也可显示心脏的跳动是否良好。

您应该知道什么？

- 大多数人被告知检查前 6 ～ 12 小时不要吃或喝任何东西（除了少量的水），听从医生的指示。
- 平时服用的药物中哪些可以在检查前服用请听从医生的指示。仅用一小口水服药。
- 检查之前，您将服用使您放松的药物。您将躺在造影台上。在检查过程中，您可能会被要求呼吸、咳嗽、屏气或做一些其他简单的动作。检查时间约 30 分钟，但您还需要准备时间和恢复时间，可能共需 6 小时。
- 插入导管的皮肤部位需要进行局部麻醉。当医生在您的血管内移动导管时，您可能会有憋闷的感觉，但通常不会感觉到疼痛。
- 注射造影剂时，您可能有几秒钟发热或面部发红的感觉。

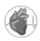

- 检查之后，您必须躺在床上几个小时，保持手臂或腿伸直。您可能需要也可能不需要在医院过夜。您会被告知回家后需要注意什么。

有什么风险？

尽管心导管检查的风险非常小，但您仍需要了解以下风险：

- 有可能会对造影剂产生过敏反应。
- 导管插入部位可能有出血。
- 可能出现心肌梗死、卒中或其他严重的问题。但是这些都很少见。

心脏病发作后如何应对生活？

心脏病发作后，您可能开始担忧您的健康了，但是此刻您可以开始做一些事情以改善您的健康并且预防再发心脏病。

药物治疗和生活方式的改变能帮助您预防再发心脏病。健康的生活方式就是多运动、吃对心脏有益的饮食并且控制您的血压和胆固醇。

医生会建议您进行心脏康复。这将帮助您康复并改善健康状况。您将学习如何安全地运动、改变饮食、缓解压力以及重新恢复日常活动。

药物治疗

已证实药物能够降低您再发心脏病的风险。医生会帮助您选择更适合您的药物。

- β 受体阻滞剂能降低您的血压并且预防再发心脏病。
- 血管紧张素转化酶抑制剂能降低血压，也能降低再发心脏病的风险。
- 阿司匹林和其他药物，如氯吡格雷，可以防止血栓形成，从而降低心脏病和卒中的风险。
- 他汀类药物能降低您的胆固醇，预防心脏病再发。

遵医嘱准确地服用药物，当您服用药物遇到问题时请联系您的医生。

知晓您的数值

如果您有高血压和高脂血症，您再发心脏病的风险就会提高。所以监测血压和检查血脂很重要。间隔多长时间检查一次可以咨询医生。

高血压

您的血压读数有两个，即收缩压和舒张压。如果您的血压超过 140/90 mmHg 就是高血压。也就是：

- 您血压的最高数值（收缩压）是 140 mmHg 或更高。
- 您血压的最低数值（舒张压）是 90 mmHg 或更高。

通过进行运动、吃对心脏有益的健康饮食和服药（如 β 受体阻滞剂）可以降低您的血压。

高脂血症

低密度脂蛋白胆固醇（LDL）被称为"坏"胆固醇，因为它能使动脉狭窄。

通常建议低密度脂蛋白胆固醇小于 2.6 mmol/L（100 mg/dl），但是如果您有心脏病病史，您的医生可能希望您把低密度脂蛋白胆固醇控制在 1.8 mmol/L（70 mg/dl）以下。通过化验血脂能知晓您的血脂水平，和医生讨论确定您的血脂控制目标。

通过健康饮食、进行运动以及服用他汀类或其他药物可以

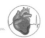

调节您的血脂。

改变生活方式

健康的生活方式能帮助预防心脏病的发作：

- 戒烟，避免吸入二手烟，对于心脏和整个身体来说，这是您能做的最有益的一项。
- 保持运动和体力活动，如散步，能帮助您减轻体重、降低血压并调节血脂。在开始活动之前，和医生讨论确定安全的活动量。按照医生的建议，每次增加一点活动量。
- 健康饮食，包括足量的水果、蔬菜、鱼类、高纤维谷物和面包。少吃钠（盐）、饱和脂肪酸、反式脂肪酸、胆固醇含量高的食物。
- 减轻压力，压力可能损伤您的心脏，它能诱发心脏病发作。
- 避免流行性感冒（流感），每年接种流感疫苗。

何时寻求帮助

如果您有以下心脏病症状，应立即拨打"120"或当地急救电话

- 胸痛或胸部压迫感。
- 出汗。
- 呼吸急促。

- 恶心或呕吐。
- 后背、颈部、下颌、上腹部、一侧或双侧肩、上肢的疼痛、压迫感或异样的感觉。
- 头晕或突发虚弱。
- 快速或不规则的心跳。
- 您已经被诊断过心绞痛，并且您的胸痛在休息后不缓解或服用硝酸甘油后 5 分钟未见好转。

如果您有以下卒中的征兆，请拨打"120"或当地急救电话：

- 面部、上肢或下肢突发的麻木、瘫痪或乏力，尤其是单侧的症状。
- 新发的不能行走或平衡问题。
- 突发的视觉改变。
- 流涎或言语不清。
- 对于简单的问题不能理解。
- 与以往不同的、突发严重的头痛。

什么是心脏康复？

心脏康复计划是为有心脏疾病或者发生过心肌梗死、接受过心脏外科手术或血管成形术的患者制订的康复计划。您可以从现在开始进行心脏康复以预防将来出现问题，或者您还在医院时就可以开始进行心脏康复了。

一个团队将设计一个心脏康复计划来满足您的需要。这个团队可能包括您的医生、专业的护士、营养师、健身治疗师和物理治疗师。您也是这个团队的一部分，您将学习如何：

- 降低更多心脏病风险。
- 安全运动。
- 管理情绪和压力。
- 吃有益于心脏的食物。
- 戒烟。

谁应该进行心脏康复？

如果您有以下情况，您的医生可能会建议您进行心脏康复：

- 患过心肌梗死。
- 心绞痛（胸痛或胸部不适）。
- 您有心力衰竭、冠状动脉疾病（CAD）或者有CAD

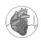

的高危因素。

- 接受过心脏外科手术，如冠状动脉旁路移植术、心脏瓣膜置换术或心脏移植术。
- 有异常的心跳（心律失常）或其他心脏疾病。
- 血管成形术或支架置入术后。
- 有腿部的周围动脉疾病史。

您需要征得医生同意后再开始心脏康复。有些心脏康复训练可以帮助几乎所有患有心脏病或有心脏病风险的患者。询问医生心脏康复是否适合您。

心脏康复有什么好处？

心肌梗死后开始进行心脏康复能降低您死于心肌梗死的风险，这样也可以减少您去医院住院的可能性。

心脏康复还有许多其他的好处：

- 能使全身更健康。
- 可以减肥。
- 可能会减轻紧张和忧虑。
- 可能会使自己感觉更好。
- 可能使精力更充沛，感觉更有希望。
- 您可以安全地回到工作岗位，减少休息时间。

其中一个好处是可以认识其他正在进行心脏康复的人，可以从其他有类似经历的人那里得到帮助，并且知道您自己并不孤单。

第二章
心律失常

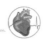

心律问题

　　心脏的电传导系统控制着心脏的跳动。心脏的电传导系统出现问题可以引起心脏节律异常，导致您的心脏跳动过快、过慢或以一种无效的方式跳动。

　　心律失常可能会使您觉得头晕或气短，或心跳过快。心律失常也有可能没有任何症状，但它可使心力衰竭加重，增加猝死的风险。

　　学习更多关于心律失常的知识可帮助您与医生一起制订正确的治疗方案。

心律失常的类型

　　心律失常包括：

- **室上性心动过速**：这是一种快速型心律失常，起源于心室以上，即心房部位。
- **心房颤动**：这是由于异常的电信号导致心房发生颤动。心房颤动时的心脏泵血比正常时少，这可使心力衰竭加重。心房颤动也可能增加卒中（中风）的风险。
- **室性心动过速**：这是起源于心室的快速型心律失常。

如果不予治疗，某些类型的室性心动过速会加重。室性心动过速会导致心室颤动，后者可引起死亡。

- **心室颤动**：这是起源于一侧或两侧心室的异常节律，可导致您的心脏不能正常泵血。当心室不能以规律的节奏泵出血液时，血液便无法流到身体的其他部位，全身的组织很快就会出现缺氧。这会导致晕厥或猝死。

- **心脏传导阻滞**：这是电信号从心房传导到心室过程中出现的问题。这种疾病阻滞了电的传导，常引起心率减慢。心脏传导阻滞可以使您感到晕厥或头晕、虚弱无力。

- **束支传导阻滞**：这是心脏向下传导电信号的主要通路出现问题，这些通路称为束支。当一个束支出现病变时，即称为阻滞，因为电信号不能通过这一束支传导。束支传导阻滞会导致心率减慢。

- **室性期前收缩**：这是心脏在其应有的跳动之前发生了一次跳动。它可让您感觉心脏漏跳了一拍，或心脏颤动。

如何诊断？

医生可能会让您做一些检查以判断您患上的是哪种类型的心律失常，如：

- **心电图**：心电图用于测量控制您心脏跳动的电信号。如果医生在进行心电图判读时没有发现异常的心律，您可能需要戴一个便携式心电图仪来记录您的心脏

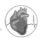

节律,通常记录 24 小时。医生也可能让您佩戴一个称为事件记录器的装置,无论什么时候只要您有症状,它都会记录您当时的心脏节律。

- **负荷试验**:如运动平板试验。进行负荷试验时,会将您休息时的心电图与您运动或使用增加心脏负荷的药物后所做的心电图进行比较。

- **超声心动图**:超声心动图用于检查心脏的大小、厚度、形状和心肌的运动,它也能观察血流。

- **电生理检查**:进行这个检查时,将导线插入静脉,通常从腹股沟静脉插入,送至心脏。导线末端的电极会发送心脏电活动的信息。

- **倾斜试验**:这个试验用于检查您的身体位置发生变化时您的血流是如何调整的。它可以发现使您头晕或头痛的神经系统疾病。

如何治疗?

根据您所患的具体疾病,医生会为您处方不同的药物,如:

- 血液稀释剂(即抗凝剂),如华法林,可防止血栓形成。

- 减慢心率或控制心脏节律的药物。

- 情况严重时,医生会应用电复律。电复律是用电流使心跳暂时停止,当心脏又开始跳动时,可能恢复到正常的节律。

- 还有一种治疗方法称为导管消融,它可能使心脏恢复正常节律。进行导管消融时,将细导线插入血管,送达心脏。导线发出的热量会把引起异常心律的心肌组织破坏，从而使心脏恢复正常的节律。

- 一些人需要安装起搏器或者除颤器以保持心脏的规律跳动。这些设备被植入在这一人群胸壁的皮肤下，应用电池供应能量。
  - 心脏起搏器通过发送电脉冲给患者的心脏，使心脏规律跳动，防止心率过慢。
  - 双心室心脏起搏器（也称为心脏再同步化治疗，CRT）可同时发送电脉冲至左右心室，这可以改善心脏跳动的协调性，极大地改善症状。
  - 植入式心脏复律除颤器（ICD）使用电脉冲或电击治疗威胁生命的异常心跳。
  - 对于同时需要心脏再同步化治疗及植入式心脏复律除颤器的患者，这两种设备可以合二为一（称为CRT-D）。

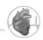

什么是心房颤动？

心房颤动就是您的心脏电信号出现问题，导致心室腔上部或称左心房和右心房在不受控制的电波下收缩。您的心跳可能比平时快。这将导致您的心脏和身体其他部位的血流出现问题。

治疗这个疾病非常重要，原因是：

- 心房颤动可使您心脏内的血液形成血栓。血栓可以随血液流到大脑引起卒中。心房颤动人群比正常人群更容易患卒中。
- 如果您的心率很快，您可能感觉到头晕、目眩、虚弱。
- 快的、不受控制的心跳对您的心脏是有害的，它将增加您发生胸痛（心绞痛）和心力衰竭的风险。

您可以通过服用药物预防卒中。您需要服用治疗心脏病的药物，或者接受手术以控制心率或心律。您还需要改变生活方式，如戒烟、健康饮食和锻炼。改善您的心脏状况将有助于您保持健康和活力。

心房颤动的原因是什么？

心房颤动是一种常见的疾病，尤其在老年人中。心房颤动通常由其他心脏问题引起，例如：

- 高血压。
- 冠状动脉疾病。
- 既往心脏病病史。
- 心脏瓣膜疾病。

心房颤动还可能由其他疾病导致，例如甲状腺功能亢进或肺部疾病。

肥胖或有心房颤动家族史可能增加您发生心房颤动的风险。

在任何年龄的人群中，过度饮酒都可以导致心房颤动。酗酒能导致短期的心房颤动发作。常年大量饮酒将导致长期的心房颤动。大量饮酒的定义为男性每日饮酒 2 标准杯以上，女性每日饮酒 1 标准杯以上。

咖啡因、尼古丁和其他兴奋剂也和心房颤动有关。

心房颤动和睡眠呼吸暂停有关，后者即睡眠时有短暂的呼吸停止的疾病。如果您有心房颤动，您需要咨询您的医生您是否患有睡眠呼吸暂停，尤其当您超重时。治疗睡眠呼吸暂停可以减小您患心房颤动的风险。

您怎么知道自己得了心房颤动呢？

很多人没有任何症状，另一部分人有以下症状：

- 感觉虚弱或头晕。
- 感觉呼吸急促。
- 感觉心跳加快、加重，即心悸。
- 感觉胸痛。

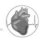

当您检查脉搏时您可能察觉到心房颤动的征象。将两根手指放在手腕内侧（桡侧），如果您发现您的心跳不规律或者很快，告诉您的医生。

医生如何诊断心房颤动？

您的医生将询问您的用药史并做一些检查，以判断您是否有心房颤动或其他疾病。这些检查包括：

- 心电图，这项检查可以记录您心脏的电活动。这是诊断心房颤动的最好的方法。
- 体格检查。
- 实验室检查。

当您发生心房颤动时您应该注意些什么？

首先，心房颤动可能会突然发作，并且持续很短的时间，这种心房颤动称为阵发性心房颤动。

随着时间的推移，心房颤动持续的时间可能延长且发作的频率可能增加。当心房颤动发作得非常频繁时，它不会自行消失。

如何治疗心房颤动？

很多心房颤动患者都能生活得很充实、有活力。治疗有助于缓解症状并预防心房颤动的并发症。

您需要服用以下药物：

- 使血液稀释的药物以防止血栓形成和卒中。
- 减慢心率的药物。
- 控制心律的药物。

您可能还需要进行心脏复律治疗。您的医生会应用电复律以恢复您的正常心律。或者您需要另外一种治疗方法，即导管消融术。它会破坏您的一小部分心肌，以停止导致不规则心律的电脉冲。

应用心脏外科手术治疗心房颤动较不常见。

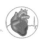

心房颤动时如何服用抗凝剂？

抗凝剂使血液不容易凝固。抗凝剂通常称为血液稀释剂，包括华法林和达比加群。这些药物使您形成血栓的风险降低。它们还能防止现有的血栓变大。如果您有心房颤动，则患血栓引起的卒中的风险增加。应用抗凝剂可以降低卒中的风险。如果发生卒中的风险很低，您的医生可能建议您应用另一类药物，如阿司匹林来预防卒中。

谁应当应用抗凝剂？

如果您发生过心房颤动，应该应用抗凝剂，即使您的心脏节律已得到控制，卒中的风险仍会升高。如果有以下情况之一，您患卒中的风险会升高：

- 您既往有过卒中、短暂性脑缺血发作或其他与凝血相关的问题。
- 您有高血压。
- 您有心力衰竭、心血管疾病或其他心脏问题。
- 您的年龄已达到或超过 65 岁。年龄越大，风险越高。
- 您有糖尿病。

此外医生还建议在进行心脏复律前和复律后使用抗凝剂。

安全服用抗凝剂

这些药物会增加出血的风险。采取一些简单的方法可以帮助您规避这些风险。

怎样才能安全地服用抗凝剂？

- 严格按照说明书服药。如果您对药物有疑问，可向医生咨询。
- 每天在同一时间服药，并对服药制订一个计划。
- 在服用其他药物之前咨询您的医生。这些药物包括维生素、草药或非处方药物。除非得到您的医生的允许，否则避免服用含有布洛芬成分的药物。不要服用阿司匹林，除非得到您的医生的同意。
- 告诉您的牙科医生和所有其他医疗工作人员您正在服用抗凝剂。可佩戴医疗警示卡片。
- 如果您正在服用华法林，定期化验血液以检查您的凝血功能如何。

还可以采取哪些其他的安全措施？

- 避免接触性运动和其他可能引起受伤的活动。让您的家变得安全，采取一些措施以减少摔倒的风险。当您坐车时必须系安全带。
- 如果您正在服用华法林，不要突然改变您摄入的富含维生素 K 的食物的量。这些食物包括西兰花、卷

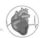

心菜、芦笋、生菜、菠菜和植物油。过多的维生素
K 会使您的血液更容易凝固。

- 不要吸烟或咀嚼烟草。烟草会影响您的身体对药物
  的代谢，并且使血液更易凝固。

- 假如您的医生批准，可限制饮酒 1 天 1 杯。酒精可
  能会影响抗凝剂，也会增加您跌倒的风险，而这可
  能会导致您出现淤血和出血。

- 使用以下物品降低出血的危险，包括电动剃须刀、
  软牙刷和牙线，在浴缸和淋浴旁边放置防滑垫，穿
  防护衣物，如手套和鞋子等。

- 女性不应该在怀孕期间服用华法林，因为它可能导
  致胎儿出生缺陷。如果您正在服用此药并认为您可
  能怀孕了，请立即与您的医生联系。孕妇可以应用
  其他的抗凝药物。

如果漏服了一次药，您应该怎么做？

如果您忘记服抗凝药而不知道该怎么做时，请咨询您的医
生。您的医生会告诉您到底该怎么做，这样您就不会吃过多或
过少的抗凝药从而尽可能地保证安全。但是，当您漏服了一次
药物时，有一些基本的原则可供参考。

- 如果在当天少服用了一次药物，则当天补服用之后，
  按照正常的服药规律服药。

- 如果在第二天服药或者应该服用下次药物时才想起
  来上次忘了服药，不要补服，也不要一次服用双倍
  剂量以弥补漏服的药物，在下次服药时应用正常的
  药物剂量即可。

- 如果您漏服了药物 2 天或更长时间，请及时就诊咨询您的医生。

注意一定不要服用双倍剂量的药物以弥补漏服的药物。

什么情况下应该联系医生？

如果您出现以下情况，请拨打"120"或当地急救电话：

- 咯血。
- 呕血或者呕吐咖啡样的东西。
- 便血。
- 突然出现与以往不同的剧烈头痛（这可能是脑出血的征象）。
- 出现过敏反应的征象，如荨麻疹或呼吸困难。

如出现以下情况，立即就医：

- 皮下出现新的伤痕或出血点。
- 鼻出血，并且没有很快止住。
- 刷牙时牙龈出血。
- 血尿或者尿中带血。
- 大便黑色并且看起来呈柏油样或者带有血丝。
- 在非月经期间出现严重的周期性出血或阴道出血。

如果您受伤了，按压伤口以止血。当您服用抗凝药时，需要花比过去更长的时间才能止住出血。如果您止不住出血，请迅速就诊。

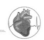

华法林的使用注意事项是什么？

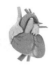

华法林是什么？

华法林是一种抗凝剂，即一种防止血液凝固、组织血凝块变大的药物。它有助于预防心肌梗死、卒中和其他由血凝块引起的问题。

重要的是要知道如何安全服用华法林。华法林能造成出血，因为它能使血液凝固时间延长。

当您正在服用华法林的时候，您可能会出现以下问题：

- 正在服用其他药物。有些药物能够改变华法林的疗效，导致更易出血。
- 突然改变维生素K的用量。维生素K有助于您的血液凝固。
- 坠落或受伤。一次受伤可能导致很难控制的出血。

小心与其他药物的相互作用

告诉您的医生您正在服用的所有处方药、非处方药，包括抗生素、维生素或草药。

许多药物会影响华法林的作用，包括：

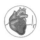

- 非处方药，如阿司匹林、布洛芬、泻药和胃药（如苏打或碱式水杨酸铋）。
- 维生素和草药产品，如多种维生素、银杏和大蒜素。
- 许多其他处方药。告诉您接触的每一个医疗工作人员您在服用华法林。

安全提示

- 每天同一时间服药。大多数人晚上服用华法林。
- 使用日常药物计划写下您服用的各种药物和维生素。记录您何时以及如何服用每一种药物。
- 任何手术或检查（如结肠镜检查）前，询问您的医生，是否需要事先短期停止服用华法林。您的医生会告诉您何时重新开始服药是安全的。
- 做定期的血液检查来帮助您的医生确保您正在服用适量的华法林。测试结果将提示您的医生是否需要改变剂量。
- 和您的医生共同制订计划，这样如果您漏服了一次华法林，您知道该怎么做。如果您没有计划，漏服了一次剂量，则及时咨询您的医生。
- 佩戴医疗警示标签表明您正在服用华法林。
- 如果您是孕妇，不要使用本药。和医生谈谈您如何避免怀孕；如果您认为您可能怀孕了，及时就诊。如果您计划怀孕，和医生交流以了解有什么药可以替代。

保持稳定量的维生素 K

维生素 K 有助于您的血液凝固，使伤口不致流血过多。突然改变您每天摄入的维生素 K 的用量，可以影响华法林的作用。尽量保持每天吃相同种类的东西。维生素 K 含量高的食物包括：

- 紫甘蓝、白菜、菠菜、绿萝卜、绿甘蓝、芥菜、生菜。
- 油菜籽和大豆油。
- 花椰菜、青花菜、芦笋。

预防跌倒和受伤

在生活中做出这些改变来预防跌倒：

- 穿防滑鞋底的拖鞋或鞋。
- 如果需要，请使用拐杖。
- 把东西放在容易拿到的地方，不要去拿超过头顶的东西。
- 选择受伤风险较低的活动或运动，如游泳和散步。如果您参加有坠落或受伤危险的活动，请穿戴防护设备。

在家中做出这些调整来预防跌倒：

- 去除门口的台阶，扔掉小块地毯和杂物。
- 重新安排家具和电器的电线，保持道路通畅。

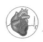

- 保持楼梯、走廊、屋外照明。在走廊和卫生间使用夜灯。

出现出血的迹象时寻求医疗救助

如果出现以下情况，呼叫"120"或当地急救电话：

- 咯血。
- 吐血或咖啡样物质。
- 排黑便或血便。
- 突发严重的不同于以往的头痛（这可能是脑出血迹象）。

如果出现以下情况，立即就医或寻求医疗照顾：

- 皮肤有新的擦伤或出血点。
- 流鼻血，不能迅速停止。
- 刷牙时牙龈出血。
- 尿血。
- 大便是黑色的，看起来像焦油或有血丝。
- 月经期严重出血或非经期阴道出血。

第三章
高血压

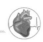

什么是高血压?

什么是血压?

血压是血流对动脉管壁产生的压力。血压包括两个数值：例如 130/80 mmHg，第一个数字是收缩压，是心脏泵血时血流对动脉壁的压力；第二个数字是舒张压，是两次心跳之间心脏休息时血流对动脉管壁的压力。

什么是高血压?

如果您的血压超过 140/90 mmHg，那么您就患高血压了。与大多数人想象的不一样，高血压通常不会引起头痛、头晕或头重脚轻。高血压通常没有任何症状，但是会增加患心脏病、卒中、肾病或眼病的风险。血压值越高，风险增高越多。

如何治疗?

如果您有高血压，医生会给您设定一个血压目标值，例如您的目标可能是把血压降低到 120/80 mmHg。

生活方式的调整，比如体育锻炼、减轻体重和戒烟等能够辅助降低血压。高血压的治疗也包括药物治疗。如果服用药物

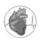

降压，那么您就需要一直服用来保持血压。如果停止服药，您的血压通常会反弹。

关于高血压您能做什么?

遵循您的治疗计划

- 按照处方服药。如果对服用的药物有问题，可以咨询医生。您可能需要服用一种或多种药物来降压。
- 定期就诊。
- 学会家庭自测血压。
- 如果您正在服用降压药，在吃布洛芬之类的减充血药或者非甾体抗炎药之前咨询医生。因为这些药会升高血压或者与降压药产生相互作用。

调整生活方式

- 保持健康体重。腰围增加比体重增加更为重要。减轻 4.5 kg 体重有助于降低血压。
- 尽量每周能够坚持 2.5 小时的中等强度运动。比如：每天运动 30 分钟，一周至少 5 天。
- 饮酒要适量。
- 少吃盐和含盐多的食物。
- 遵循终止高血压膳食疗法（DASH）饮食计划。这个计划能够辅助降低血压。它强调水果、蔬菜、健康的脂肪和低脂乳制品。这个饮食计划有助于减轻体重和降低心脏病的风险。

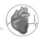

● 戒烟。吸烟增加心脏病和卒中的风险。如果您需要
　辅助戒烟，可以向医生咨询戒烟计划和戒烟药物，
　这样能够提高戒烟的成功率。

什么时候需要咨询医生？

如果您有高血压和以下情况，您需要立即咨询医生：

● 血压比平时明显高（例如 180/110 mmHg 或更高）。
● 您认为高血压引起了症状，例如：
　○ 严重的头痛，尤其是眼后搏动性头痛。
　○ 视物模糊。
　○ 恶心或呕吐。

如果有以下情况，可以咨询医生：

● 血压不止一次超过 140/90 mmHg。
● 您认为服用降压药物有副作用。
● 平常血压正常或者控制良好，但是不止一次血压超
　出正常范围。

什么是儿童高血压?

　　血压是血液流动时血液对动脉管壁产生的压力大小，当此压力过大时就发生了高血压。

　　儿童血压的正常值和高值取决于儿童的年龄、性别和身高。随着儿童的成长，血压值会发生变化。

　　不同年龄小儿血压的正常值可用公式推算：

　　收缩压（mmHg）＝ 80＋年龄×2；舒张压（mmHg）＝收缩压×2/3。

　　血压超过正常范围，即可诊断高血压。但是，迄今为止，尚无一个公认的、统一的儿童高血压的诊断标准。在临床实践中，学龄前儿童血压＞120/80 mmHg，学龄儿童血压＞130/90 mmHg，即可诊断高血压。百分位法是目前国内外采用最多的方法，一般认为儿童血压超过同年龄、同性别组血压的第95百分位数值即可诊断高血压。

　　高血压通常没有症状，但是高血压需要治疗。如果血压非常高，会给人体带来严重的损害，尤其是对心脏和大脑。通过降低血压可以预防这些严重的并发症。

什么导致了儿童发生高血压？

　　有时候医生不能明确找出高血压的原因，但是一些情况使

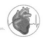

儿童更容易患高血压，包括：高血压的家族史、超重等。

高血压可以继发于其他的疾病，如睡眠呼吸暂停、心脏病或肾病。高血压也可由于儿童服用的药物而引起。

需要做什么检查？

3 岁及 3 岁以上儿童在常规健康咨询和体检时应该测量血压。如果您的孩子血压值偏高，医生会要求多测量几次，可能会要求您和您的孩子一周或两周回来再测几次。

您的孩子可能会戴一个可携带的便携设备来监测 24 小时的血压值，这就是动态血压监测。

高血压使人更容易患心脏病，医生可能会筛查心脏病的危险因素，如高脂血症、糖尿病。

怎样治疗儿童高血压？

可通过生活方式调整和药物来治疗高血压。如果是另一种疾病导致的高血压，治疗此疾病通常可以降低血压。

生活方式调整

通常首先进行生活方式调整

- 如果您的孩子超重，帮助您的孩子减轻体重。饮食健康和适量的体育活动是最好的方式，避免让您的孩子吃减肥餐。
- 保证您的孩子参加运动。帮助您的孩子每天至少参

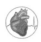

加 1 小时的体育锻炼。

- 限制您孩子看电视、录像、玩电子游戏的时间。设定一个目标，保证您的孩子每天这几项活动时间不能超过 2 小时。

- 鼓励您的孩子多吃新鲜水果和蔬菜、膳食纤维和脱脂乳制品，少吃高糖和高钠的食品和饮料。

- 最好一家人一起参加生活方式调整。例如，一家人一起进食，包括早餐，找到您一家人都可以做的体育运动。

- 如果您的孩子现在没有高血压，但有患高血压的风险，保证孩子健康饮食、积极运动、保持健康体重能够预防高血压。

药物

当生活方式调整不起作用或者血压非常高时，要用药物来治疗高血压。一些儿童能够在一段时间后停药，例如当他们的血压降下来以后，尤其他们超重的体重减轻后。医生通常会告诉您和孩子服药的时间。

如果孩子没有症状，能够每天记住让您的孩子服药比较困难。但是如果停药，孩子的血压又会恢复高值。所以尽量使孩子的服药计划简单。当您的孩子正在做其他事情时让其服药，例如正在吃饭或准备睡觉时。

治疗高血压的药物可能会有副作用。咨询医生会有什么副作用和如果发现副作用应该怎么处理。

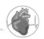

什么是血管紧张素转化酶抑制剂和血管紧张素 II 受体阻滞剂？

这些药有什么作用？

血管紧张素转化酶抑制剂（ACEI）和血管紧张素 II 受体阻滞剂（ARB）能够使血管舒张，降低血压。

什么是血管紧张素转化酶抑制剂？

血管紧张素转化酶抑制剂能够阻断使血管收缩的酶，从而使血管舒张，血压降低。

什么是血管紧张素 II 受体阻滞剂？

血管紧张素 II 受体阻滞剂也能够降低血压。它能够阻断使血管收缩的一种激素——血管紧张素 II，从而使血管舒张，血压下降。

血管紧张素转化酶抑制剂的副作用

包括：

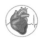

- 干咳。
- 头痛。

如果您有以下情况请咨询医生：

- 不规则心跳（这可能由机体含钾量过多引起）。
- 头晕、眩晕或者晕厥。

血管紧张素Ⅱ受体阻滞剂的副作用

包括：

- 头晕或头重脚轻。
- 鼻窦疾病，如鼻塞、流涕。
- 消化道症状。

需要注意什么？

医生可能会检查您的血钾水平和肾功能状况，确保服药不会带来问题。

如果您怀孕了，则不能服用这些药物。

告诉医生您正在服用的药物，包括中草药和非处方药。血管紧张素Ⅱ受体阻滞剂和血管紧张素转化酶抑制剂可能与下列药物相互作用：

- 某些抗感染药物。
- 抗酸药。

- 补钾药物。
- 某些利尿药。
- 锂。

所有的药物都有副作用，但是许多人感受不到副作用，或者他们能够承受这些副作用。可以咨询药剂师关于服用药物的副作用，在给您开药的时候医生通常会告知药物的副作用。以下是您需要注意的：

- 一般情况下用药的受益比其轻微的副作用更重要。
- 坚持服药一段时间后副作用可能会消失。

按医生的处方服药，如果您有关于药物的问题，可以咨询医生。

如果您有严重的副作用，比如呼吸困难或颜面部、唇、舌、喉、手或足水肿，立即拨打"120"或当地急救电话。

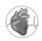

什么是 β 受体阻滞剂?

β 受体阻滞剂可松弛血管，减慢心率，降低心脏的负担。

什么人应该服用 β 受体阻滞剂？

医生可能会在以下情况时开具 β 受体阻滞剂处方：

- 延缓心力衰竭进展。
- 降低血压。
- 防止心脏病再次发作。
- 如果您有心律方面的问题，用于减慢心率。

服用 β 受体阻滞剂的注意事项

医生会判断 β 受体阻滞剂是否适用于您。这取决于您的整体健康状况和您服用的其他药物。

医生可能会告诉您以下防范措施：

- **呼吸困难**：β 受体阻滞剂可致呼吸困难，或呼吸短促。如果发生该情况，需告诉医生，特别是如果您有哮喘时。

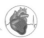

- **过敏**：β 受体阻滞剂可使过敏反应更严重，更难以治疗。
- **寒冷的天气**：β 受体阻滞剂可能使您对寒冷更敏感。您可能需要穿得更保暖，并减少在寒冷天气中暴露的时间。
- **阳光下曝晒**：β 受体阻滞剂可能使您对阳光敏感，皮肤容易晒伤或发炎起疹子。为了防止出现问题，尽量涂防晒霜，穿长袖衬衫并戴帽子。
- **您的脉搏**：医生可能会要求您定期检测脉搏，以确保您的心率不会太慢。
- **血糖水平**：β 受体阻滞剂可能导致血糖升高。如果您有糖尿病，密切注意低血糖的症状，因为 β 受体阻滞剂可以隐藏这些症状。

β 受体阻滞剂的副作用：

咨询药剂师您服用的每种药物的副作用。在药品的说明书中也能找到药物的副作用。

β 受体阻滞剂的常见副作用包括：

- 感觉头晕或头昏眼花。
- 感觉疲倦。
- 睡眠障碍。

如果您对服用的药物存在疑问，请向您的医生咨询。当您有严重的反应如呼吸困难时，立刻拨打"120"或当地急救电话。

确保给您看病的每个医生都了解您服用的所有药物、维生素或营养品。这意味着您是否需要处方。

告诉每个医生您所有的病史以及接受的治疗。询问接受 β 受体阻滞剂治疗是否会与您的疾病及所服用的药品产生冲突。

询问您需要注意什么副作用以及何时求助医生。

如果您打算停药，首先咨询您的医生如何安全停药，医生可能会建议您慢慢减少剂量。

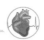

为什么高血压患者的生活中要增加终止高血压膳食疗法（DASH）饮食？

DASH 饮食是一个饮食计划，其中脂肪含量低，但是富含低脂或脱脂乳制品、健康脂肪、水果和蔬菜。它能够降低血压。

怎样为您的生活中增加 DASH 饮食？

首先增加水果和蔬菜摄入。记录您每天的水果和蔬菜摄入量，然后慢慢增加。您的目标是每天摄入 8～10 份。一份蔬菜和水果仅仅半杯，约一大勺冰激凌大小。

开始这项饮食计划之前咨询医生。一些人会有一些疾病导致他们的血液中钾含量过高，有这些疾病的人应该选择比DASH 饮食含钾量低的方案。如果您需要改变饮食方案，咨询医生。

可以尝试以下建议来增加水果和蔬菜：

● 尽量每餐都吃水果或蔬菜。在去工作或学校的路上把水果当作快餐食用。

● 同时食用烤薯条和诸如西兰花之类的许多种蔬菜，还有其他的配料，如辣椒、蔬菜什锦、沙拉和豆制品。如果您使用罐装食品，确保选择低钠食品，保证食物成分新鲜。发挥创造力，您每餐可以食用4～5 份蔬菜。

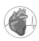

- 食用由低脂牛奶和冰冻水果块组成的水果杯作为快餐小吃。
- 使用番茄、南瓜、菠菜、西兰花、胡萝卜、菜花和洋葱制作沙拉。
- 食用多种蔬菜作为开胃菜。尝试一些新种类的蔬菜，把不同种类的蔬菜混合炒。
- 尝试含有豆类的蔬菜餐。制作豌豆或黑豆汤。买一本蔬菜食谱，每周或每月尝试一个食谱。

如果您每周食用足够量的水果和蔬菜，其后可以转向其他方面的调整。

- 少吃饱和脂肪含量高的食物。动物肉、乳制品和加工食物中富含饱和脂肪。使用蔬菜油，如菜籽油、橄榄油和玉米油。食用来自坚果和鱼类的健康脂肪。
- 少吃钠含量高的食物，包括您所吃加工食物中的钠，例如快餐、午餐肉和罐装汤中的钠。买标签标示的含钠量低于 400 mg 的冰冻食物。
- 饮用脱脂牛奶。一杯脱脂牛奶仅仅含有 334.7 J（80 卡）能量，不含脂肪，并且含有降低血压的营养成分。每天可以饮用脱脂牛奶或乳制品。
- 早餐可以食用全谷麦片、水果和脱脂牛奶。

第四章

心力衰竭

什么是心力衰竭?

如果您患有心力衰竭,可以采取很多措施来改善您的健康状况。药物治疗和改变生活方式可以减缓一些患者的心力衰竭进程。

您应充分了解您可以采取哪些措施来帮助您达到最好的治疗效果。

什么是心力衰竭以及它的病因是什么?

当心脏供血满足不了身体所需时即出现心力衰竭。心力衰竭不是指心脏停止供血,而是指心脏泵血功能减弱了。

任何损害心脏及其供血功能的因素都会导致心力衰竭,包括冠心病、心肌梗死、高血压和心脏瓣膜疾病。

您可能患心力衰竭好几年后才发现自己患了这种疾病。因为心脏可以靠体积增大以及跳得更快来弥补供血不足。但是心力衰竭发展到一定程度之后,心脏就无法代偿其功能的减退了。

到一定程度后,心力衰竭的症状就出现了。这些症状包括虚弱、头痛和非常疲劳等,肺部和身体其他部位会出现液体潴留,这会引起您出现气短和身体水肿。

心力衰竭有哪些类型？

咨询医生您属于哪种类型的心力衰竭。大多数患者是心脏的左下腔（左心室）出现问题而导致心力衰竭。心脏跳动的休息期，左心室充满了含氧丰富的血液，这一期称为舒张期；之后心室收缩将血液泵入身体的其他器官，这个泵血的阶段称为收缩期。

- 当左心室不能很好地泵血时称为**收缩性心力衰竭**。
- 当左心室不能很好地接受流入的血液时则称为**舒张性心力衰竭**。

什么会增加您患心力衰竭的风险？

心力衰竭通常是由另一种疾病引起的，如冠心病、心肌梗死和高血压。任何增加您患以上疾病风险的因素都会增加您患心力衰竭的风险，或是心力衰竭的危险因素。例如，糖尿病会增加您患冠心病的风险，因此糖尿病是心力衰竭的危险因素。

有些危险因素来自遗传，有些危险因素则由生活方式导致，还有些危险因素与生活环境有关。此外，还有些不能控制的危险因素，包括：

- 年龄：随着年龄增长，心力衰竭的患病率急剧增加。
- 性别：总体来说，男性患心力衰竭的风险高于女性，但是这种差距随着年龄的增长而减小。
- 家族史：如果近亲中有人曾患心力衰竭，那么您患心力衰竭的风险就增加了。

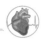

很多增加心力衰竭发病风险的因素是可以控制的。例如：

- 吸烟：吸烟增加您患心脏病的风险。
- 大量饮酒：大量饮酒会使血压升高，诱发心律不齐并损伤心肌。
- 缺乏锻炼：缺乏锻炼会增加高血压、高脂血症、高血糖、血栓形成、肥胖和应激的风险。
- 饮食习惯不良：这可以导致肥胖并引发高血压、糖尿病和高脂血症。

存在这些危险因素并不意味着您一定会患心力衰竭。然而，即使您没有这些危险因素，也可能会发生心力衰竭。

怎样治疗心力衰竭？

医生的目标是缓解症状和防止心脏损伤。医生也需要治疗引起心力衰竭的病因。为降低血压、减少液体潴留和减轻心脏负荷，您可能需要同时服用多种药物。

严格按医嘱服药并坚持服药非常重要。如果您对服用的药物有任何问题，请咨询医生。您可以服用不同的药物以获得同样的疗效。

医生也会建议您改变生活方式。改变生活方式可以帮助您改善症状，并有助于延缓心力衰竭的进程。

- 减少盐（钠）的摄入量：钠会引起水分潴留并增加心脏泵血难度。
- 规律锻炼：这有利于保持心脏健康。
- 减肥：如果体重超重则减肥，即使体重只是很小程度减轻，结果也会大不相同。

- **戒烟。**
- **限酒：** 咨询医生喝多少酒是安全的。
- **控制血压：** 锻炼、限制饮酒、缓解压力可使血压保持在一个健康的范围，此外您可能还需要服用药物来降压。
- **观察液体的摄入量：** 如果医生建议您这么做的话。

随着时间的延长，心力衰竭常发生恶化，需要进一步治疗以缓解症状和治疗并发症。遵医嘱服药、改变生活方式、多咨询医生，这些能使您更好地控制心力衰竭及预防并发症。

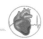

如何诊断心力衰竭？

　　心力衰竭是一种复杂的疾病。心力衰竭的类型很多，导致它发病的原因也很多。为了找出心力衰竭的原因，医生需要花很长时间来做很多不同的检查。完成医生开出的所有检查项目以及定期复诊非常重要。检查和复诊可以帮助医生为您制订最好的治疗方案，从而控制病情。

心力衰竭时应做的检查

　　为诊断心力衰竭，医生将：

- **询问病史**：医生会检查询问您正在服用的所有药物，是否家人有心脏病，并寻找其他危险因素，如高血压。
- **进行体格检查**：医生会测量您的血压和心率，称量体重，听诊呼吸音和心跳，检查腹部和腿部有无水肿，查看颈静脉是否充盈或扩张。

　　医生会通过您的症状和体格检查诊断您是否患有心力衰竭。但是要找到您患心力衰竭的原因并确定其类型以便为您制订正确的治疗方案还需要做更多的检查。常规检查包括：

- **验血**：常规的血液检查可帮助医生找到心力衰竭的原因，明确肾和肝是否受到影响，以及了解您是否有糖尿病或高脂血症等危险因素。
- **心电图**：心电图是为了检查您是否有心律问题，它也可以显示有无心脏损伤的征象。
- **负荷试验**：如运动平板试验。负荷试验可发现心肌血流减少。
- **胸部 X 线片**：胸部 X 线片可显示心脏、肺部和主要血管的状况。
- **超声心动图**：是对心脏进行超声检查。超声心动图是诊断您是否患有心力衰竭及其类型和病因的最简单有效的方法。

医生可能会让您做更多的影像学检查。这些检查可以发现您心肌缺血的部位，可以帮助医生判断您的左心室和瓣膜是否正常。如以下几种检查：

- **心脏血池扫描**：显示心脏是否能将血液良好地泵到身体的其他部位。
- **心导管检查**：使医生看到给心脏供血的血管，医生便可以告诉您这些血管是否发生了阻塞，以及您的心脏的工作状态。

射血分数是什么？

大多数心力衰竭患者所患的是收缩性心力衰竭，即左心室泵血不足。医生会测量左心室可以泵出多少血液到全身，这一

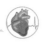

测量值就是射血分数。如果射血分数降低，您就会出现更多的症状，这意味着心力衰竭加重了。医生会让您做超声心动图以检查射血分数。在心脏跳动的休息期，左心室充满血液。随后心室收缩和泵出一部分血液（不是全部）到全身。射血分数测量心室每次收缩会泵出多少心腔内的血液。正常射血分数大于55%。如果心脏扩大，即使从左心室泵出的血液量不变，射血分数也会下降。例如：

- 健康的心脏内血液的总量是 100 ml，若泵出 60 ml 血液，则其射血分数为 60%。
- 左心室扩大的心脏内血液的总量是 140 ml，若泵出 60 ml 血液，则其射血分数为 43%。

心力衰竭如何分级？

医生会对心力衰竭进行分级。一些医生使用纽约心脏协会制定的一套系统来分级。了解自己病情所处的级别非常重要，因为在治疗过程中可以将其作为参考。

纽约心脏协会心力衰竭分级	
Ⅰ级	日常体力活动不受限。日常的体力活动不会使您感到疲倦或引发心悸、呼吸困难或胸痛。
Ⅱ级	体力活动轻度受限。休息时无自觉症状，但日常的体力活动会使您感到疲倦或引起心悸、呼吸困难或胸痛。
Ⅲ级	体力活动严重受限。休息时无自觉症状，但低于日常的体力活动就会使您感到疲倦或引起心悸、呼吸困难或胸痛。
Ⅳ级	任何体力活动都会感到不适，即使休息时也有症状，一旦活动则身体不适加剧。

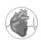

减缓疾病进程的药物有哪些？

即使您没有症状，可能也需要一种以上的药物来治疗心力衰竭（心衰）。

药物本身不治疗心衰，但是可以减缓疾病的进展，进而延长生命。另外，药物还可以控制症状，从而使您的生活质量提高。

治疗心力衰竭的常用药物

能控制症状而且能预防心力衰竭恶化的药物包括：

血管紧张素转化酶抑制剂（如卡托普利、赖诺普利）

这些药物可以阻断导致血管收缩的酶的作用，进而减轻心脏负荷，降低血压，并能减轻肿胀。它可以增加您的活动耐量，并可能延长生命，减少住院次数。它可以单独使用用于治疗疲乏和气短，也可以与利尿剂和 β 受体阻滞剂合用。

血管紧张素 II 受体阻滞剂

例如坎地沙坦、缬沙坦。这类药物在体内的作用是阻断收缩血管的化学物质，改善血液的流动。对于心力衰竭患者，这类药物可能会降低死亡风险，如果您不能耐受血管紧张素转化酶抑制剂，那么您的医生会给您换用这类药物。

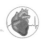

醛固酮受体拮抗剂（如螺内酯）

这些药物有助于阻断一种叫醛固酮的激素（它可以使心脏恶化），可以排除体内多余的水分，减轻水肿，减轻呼吸困难，降低血压。

β 受体阻滞剂（如美托洛尔和比索洛尔）

这些药物可以减慢心率，降低血压，可以帮助控制血压，保护心脏，使您的心率正常，它们可能会阻止心脏进一步恶化，延长您的寿命。

血管扩张剂（如肼屈嗪和硝酸甘油）

这些药物有利于扩张血管，血管阻力减小则有利于心脏泵血。血管扩张剂经常与其他药物一起用于治疗心力衰竭，如果您不能服用血管紧张素转化酶抑制剂，您的医生会给您处方一种血管扩张剂。

利尿剂

利尿剂有利于排除体内过多的液体和钠，这有利于减轻因心力衰竭所引起的水肿。

医生可能会使用多种药物治疗心力衰竭，如果心力衰竭加重了，医生会加用新的药物或使用不同方法，医生会逐渐增加每一种新药的剂量，直到您的心力衰竭改善。您需要定期随访和检查用药的效果。每一种抗心力衰竭的药物都有副作用，如果您认为正在服用的药物引起了某种副作用或新的症状，告诉您的医生。

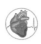

为什么要服用血管紧张素转化酶抑制剂？

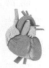

　　血管紧张素转化酶抑制剂对于治疗心力衰竭非常重要。它们能松弛血管，降低血压，改善血流。这样您的心脏就能泵出更多的血液到身体的其余部位，而不需要更加使劲地工作。

　　这类药物包括：

- 卡托普利。
- 依那普利。
- 赖诺普利。
- 喹那普利。
- 雷米普利。

　　这些药物有些可以与利尿剂（脱水剂）联合应用。利尿剂可以帮助您排除体内多余的水分。把这两种药物合在一个药片里会使服药更加方便，并且能同时给您带来这两种药物的好处，咨询您的医生，看看这种联合制剂对您是否合适。

血管紧张素转化酶抑制剂是如何起作用的？

　　当您患有心力衰竭时，您的心脏不能很好地泵血，因此扩张血管和降低血压非常重要，这样可以减少心脏作功，使心肺

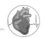

中潴留的血液减少。

血管紧张素转化酶抑制剂可以阻断引起血管狭窄的一种蛋白质（酶）的作用，使血管舒张，血压降低。因此，心脏能更容易地泵血。这些药物也有助于排出身体内的水和盐（钠），从而降低血压。

为什么用这些药物治疗心力衰竭？

血管紧张素转化酶抑制剂通常用于治疗心力衰竭。它们可缓解心力衰竭的症状，如液体潴留及水肿，并且能使您感觉更好。它们可以使您的寿命延长，并且降低再住院率。

如果您最近发生过心肌梗死，您可能需要服用一种血管紧张素转化酶抑制剂，即使您没有心力衰竭的症状，也应这么做。

哪些人不应该服用血管紧张素转化酶抑制剂？

以下情况不能使用血管紧张素转化酶抑制剂：

- 既往您服用血管紧张素转化酶抑制剂后有不良反应。
- 高钾血症。血管紧张素转化酶抑制剂能升高血钾水平。
- 血压很低，尤其当您站起时低血压使您感觉无力或头晕。
- 妊娠。
- 您有某种类型的肾病。血管紧张素转化酶抑制剂可使肾血管疾病患者的肾功能恶化，这些肾血管疾病是由血管狭窄造成的。

这些药物有哪些作用？

已证实血管紧张素转化酶抑制剂具有下列作用：

- 延缓心力衰竭的进程。
- 改善症状。
- 延长寿命。

当您开始使用这些药物时，医生会让您先从低剂量开始，然后慢慢增加剂量。这是因为研究显示这么做可以达到最好的效果。咨询一下您的医生，看看您服用的剂量是否合适。

这些药物有哪些副作用？

咨询医生您服用的每一种药物的副作用。在您服用的药物的说明书中也列有这些药物的副作用。血管紧张素转化酶抑制剂的副作用包括：

- 干咳。
- 皮疹或瘙痒。
- 类似过敏的症状。
- 一种伴随着全身水肿的过敏反应。
- 高钾血症，尤其是那些有肾衰竭的患者。
- 低血压，尤其是刚开始应用血管紧张素转化酶抑制剂时。

如果您正在使用其他药物，在使用血管紧张素转化酶抑制

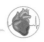

剂之前和您的医生讨论一下。这些药物包括非处方药物、维生素、中草药和其他补品。血管紧张素转化酶抑制剂可能会与非甾体抗炎药产生不良反应。非甾体抗炎药包括布洛芬、萘普生、阿司匹林等，能减轻水肿。血管紧张素转化酶抑制剂也可能与抑酸剂、补钾药片、某些利尿剂和锂相互作用。

如果您对服用的药物存在疑问，请咨询医生。如果您认为发生了严重的反应，如呼吸困难，请马上拨打"120"或当地急救电话。

注意事项

通常，血管紧张素转化酶抑制剂的副作用非常少见。最常见的副作用是刺激性干咳。

如果您服用血管紧张素转化酶抑制剂后出现干咳，您可以使用血管紧张素Ⅱ受体阻滞剂来代替。血管紧张素Ⅱ受体阻滞剂较少引起咳嗽。与您的医生讨论一下这个问题。

您可能需要定期抽血化验，以监测这些药物在身体内的作用情况，同时看看这些药物是否会引起一些问题。

为什么要服用血管紧张素 II 受体阻滞剂？

血管紧张素 II 受体阻滞剂有助于改善血流和降低血压，这可使心脏更好地工作。

这类药物包括：

- 坎地沙坦。
- 依普罗沙坦。
- 厄贝沙坦。
- 氯沙坦。
- 奥美沙坦。
- 缬沙坦。

血管紧张素 II 受体阻滞剂可以帮助您排除身体内多余的水分，可以和利尿剂（脱水剂）联合应用。把这两种药物制成复合制剂会使您服用更方便，而且可同时获得这两种药物给您带来的好处。和您的医生谈谈，看看这种复合制剂是否适合您。

血管紧张素 II 受体阻滞剂是如何起作用的？

血管紧张素 II 受体阻滞剂可阻断化学物质对身体内狭窄血管的作用，使血管扩张和松弛。因此，血液更容易流动，血压

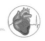

也降低了。它也减少了血液在心脏和肺部的潴留。

　　血管紧张素Ⅱ受体阻滞剂可排出体内的水分和盐，这也可使血压降低。

为什么用这些药物治疗心力衰竭？

　　血管紧张素Ⅱ受体阻滞剂可以用于不能服用血管紧张素转化酶抑制剂的患者。血管紧张素转化酶抑制剂可引起咳嗽，这对于一些人来说难以忍受。所以医生可以开血管紧张素Ⅱ受体阻滞剂来替代。

哪些人不应该使用血管紧张素Ⅱ受体阻滞剂？

　　以下情况不应使用血管紧张素Ⅱ受体阻滞剂：

- 既往您使用血管紧张素Ⅱ受体阻滞剂产生过不良反应。
- 您有某种肾病时，需向医生咨询。
- 妊娠。

这类药物的作用是什么？

　　血管紧张素Ⅱ受体阻滞剂能降低心力衰竭所致的死亡的风险，也可以减少需要住院治疗的心力衰竭患者的数量。已经证实，血管紧张素Ⅱ受体阻滞剂和血管紧张素转化酶抑制剂对心力衰竭同样有效。

副作用

血管紧张素 Ⅱ 受体阻滞剂常见的副作用包括：

- 眩晕或头晕。
- 鼻腔问题：如鼻塞或流涕等。
- 胃部问题。

如果您正在使用其他药物，在使用血管紧张素 Ⅱ 受体阻滞剂之前和您的医生讨论一下。这些药物包括非处方药物、维生素、中草药和其他补品。

血管紧张素 Ⅱ 受体阻滞剂可与其他药物，如非甾体抗炎药产生相互作用。非甾体抗炎药包括布洛芬、萘普生和阿司匹林等，能减轻水肿。血管紧张素 Ⅱ 受体阻滞剂也可能与抑酸剂、补钾药物、某些利尿剂和锂产生相互作用。

如果您对服用的药物存在疑问，请咨询医生。如果您认为发生了严重的反应，如呼吸困难，立即拨打"120"或当地急救电话。

注意事项

您可能需要定期抽血化验，监测这些药物在您身体内的作用情况，同时看看这些药物是否会引起一些问题。

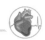

什么是地高辛？

地高辛可以增强心脏的泵血功能。地高辛通常作为片剂每日服用，但是住院期间您也可以静脉滴注或静脉注射地高辛。

地高辛的作用机制

出现心力衰竭的时候，心脏的泵血功能明显减退。地高辛可以减慢并增强心脏的收缩，使得心脏每次收缩时可以泵出更多的血液。

为什么应用地高辛治疗心力衰竭？

若您服用其他治疗心力衰竭的药物之后仍有症状，医生会建议您加用地高辛。这些症状通常包括呼吸困难、下肢水肿和极度疲劳。

地高辛的疗效如何？

许多研究证实地高辛有助于减轻心力衰竭的症状，也可以降低住院的风险。

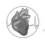

副作用

如果血液中地高辛的浓度过高，就会发生地高辛中毒。
如果出现下列地高辛中毒的症状应立即就诊：

- 食欲减退。
- 消化道症状，例如恶心、呕吐和腹泻。
- 视物模糊。
- 意识模糊。
- 心率/心律改变（频率加快、减慢或者节律不规则）。

如果您对服用的药物存在疑问，请咨询医生。如果您
认为发生了严重的不良反应，如呼吸困难，立即拨打"120"
或当地急救电话。

注意事项

定期检查地高辛的血药浓度，确保用药剂量安全。
告知医生您目前口服的所有药物、维生素以及营养品。其
他药物可能会改变地高辛的血药浓度，导致地高辛中毒。

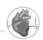

什么是利尿剂？

利尿剂可帮助您排除体内多余的水分，也被称为脱水剂。服用利尿剂可帮助您减轻心力衰竭的症状，让您感觉更舒服。规律服用利尿剂可帮助您减少体内的液体潴留，降低再住院的风险。

有三种类型的利尿剂。

噻嗪类利尿剂：可用于轻到中度的心力衰竭，如氯噻酮、氢氯噻嗪。

袢利尿剂：大部分用于严重的心力衰竭，如布美他尼、呋塞米和托拉塞米。

保钾利尿剂：有时会和其他利尿剂一起应用，例如阿米洛利和螺内酯。

除了保钾，螺内酯也是一种醛固酮受体拮抗剂。它可阻断醛固酮的作用，醛固酮这种激素可以使心力衰竭恶化。如果您已经服用其他治疗严重心力衰竭的药物，您也可以加用螺内酯。

利尿剂是如何起作用的？

利尿剂使肾排除体内多余的水分和盐，这有助于减轻因心力衰竭引发的水肿。

为什么应用利尿剂治疗心力衰竭？

如果您有液体潴留的症状，如呼吸困难或腿和踝部水肿，医生会给您开利尿剂。

利尿剂经常与血管紧张素转化酶抑制剂一起使用，也可以与其他药物联合应用。

如何应用？

利尿剂可以减轻心力衰竭的症状，如腿部水肿。可能需要花些时间才能找到合适的剂量以及一天中最佳的用药时间。

刚开始应用利尿剂时，医生会让您服用较小的剂量，然后根据病情逐渐增加剂量以减少液体潴留，同时避免产生副作用。

医生会让您每天称体重。这有助于医生计算您的液体排出量，并决定是否需要给您调整药物。

如果您发现体重突然增加，请迅速就诊。一般来说，如果2～3天内您的体重增加3 kg或以上，便应就诊。医生会告诉您体重增加多少合适。体重突然增加可能意味着您的心力衰竭加重了。

进食过多的盐会减少利尿剂给您带来的好处。利尿剂治疗应该结合低盐饮食。

副作用

如果您出现血钾改变的症状，立刻咨询您的医生。这些症

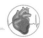

状包括：

- 意识不清。
- 口干、口渴。
- 心律不规则。
- 肌肉痉挛或疼痛。
- 手、脚、口唇麻木或刺痛。

如果您对服用的药物存在疑问，请咨询医生。如果您认为发生了严重的不良反应，如呼吸困难，立即拨打"120"或当地急救电话。

注意事项

当您开始服用利尿剂后，您可能会感到乏力或尿频。服用一段时间后，这些不适会逐渐减轻。

如果尿频影响了您的睡眠或日常生活，让医生帮您制订服药时间表。

询问医生您是否需要补充钾或者注意饮食中钾的含量。如果您服用袢利尿剂或噻嗪类利尿剂，医生会建议您额外补充钾，因为这些利尿剂会降低您的血钾水平。但如果您服用的是保钾利尿剂，您就不需要在饮食中额外补充钾了。

什么是醛固酮受体拮抗剂?

　　醛固酮受体拮抗剂是一种用于治疗心力衰竭的药物。这些药物可以减轻您的症状,改善您的生活质量。研究表明,醛固酮受体拮抗剂有助于延长终末期心力衰竭患者的寿命,降低再住院率。

　　这类药物是一种利尿剂,或称"脱水剂"。它们能帮助您排除体内多余的液体,但不排泄钾离子。正因如此,它们被称为保钾利尿剂。

这类药物包括:

- *伊普利酮。*
- *螺内酯。*

醛固酮受体拮抗剂是如何起作用的?

　　醛固酮受体拮抗剂可以帮助您排除体内多余的液体,而不排泄钾离子。其他类型的利尿剂则会使钾离子丢失。

　　醛固酮受体拮抗剂能减轻水肿,降低血压。它们也能防止心力衰竭恶化。

为什么应用这些药物？

如果您有严重的心力衰竭或者您正在服用其他治疗心力衰竭的药物，醛固酮受体拮抗剂可能是一个很好的选择。

有时人们会把醛固酮受体拮抗剂和其他类型的利尿剂一起使用。它们也可以和其他治疗心脏病药物联合使用，如血管紧张素转化酶抑制剂。

醛固酮受体拮抗剂的作用是什么？

这些药物有助于延长心力衰竭患者的寿命，降低再住院率。

排除体内多余的液体可使下肢水肿减轻，呼吸困难缓解，血压降低。它也可以降低因高血压带来的风险。

副作用

醛固酮受体拮抗剂常见的副作用包括：

- 恶心和呕吐。
- 胃痉挛。
- 腹泻。

如果您对服用的药物存在疑问，请咨询您的医生。如果您认为您发生了严重的不良反应，如呼吸困难，立即拨打"120"或当地急救电话。

注意事项

- 大多数人刚开始服用这些药物的时候是从低剂量开始的，随着服药时间的延长再增加剂量。

- 您需要定期复查您的血钾水平。醛固酮受体拮抗剂不像其他利尿剂一样使您体内的血钾丢失，所以您不必在饮食中额外补钾，不要使用含钾的盐替代品。

- 当您开始服用醛固酮受体拮抗剂的时候，您可能感到乏力或尿频。服用一段时间后，这些不适会逐渐减轻。如果尿频影响了您的睡眠或日常生活，让您的医生帮您制订服药时间表。

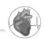

什么是血管扩张剂?

血管扩张剂使血管扩张，常与其他药物一起用于治疗心力衰竭。

这类药物包括：

- 阿普利素灵。
- 肼屈嗪。
- 硝酸盐类，硝酸异山梨酯、单硝酸异山梨酯和硝酸甘油。

血管扩张剂是如何起作用？

血管扩张剂可帮助血管扩张，降低血压，使得心脏泵血更容易。

为什么应用这些药物治疗心力衰竭？

当您有心力衰竭时，您的心脏不能很好地泵血。这时，扩张狭窄的血管非常重要，这样可以减少您心脏的作功，帮助避免更多血液返回到您的心肺中。

这些药物有何作用？

血管扩张剂和别的药物一起治疗心力衰竭时，可以帮助减轻症状及降低早期死亡的风险。

这些药物有哪些副作用？

血管扩张剂的常见副作用包括：

- 眩晕或头晕。
- 头痛。
- 面部、颈部发红或感到潮热。
- 恶心。
- 水肿。

如果您认为您正在服用的药物有问题，请咨询医生。如果您认为您服用的药物带来了严重的不良反应（如呼吸困难），请马上拨打"120"或当地急救电话。

注意事项

如果您正在服用硝酸盐类药物，不要使用壮阳药物，如西地那非（伟哥）、他达拉非（西力士）或伐地那非（艾力达），与这些药物一起服用会导致非常低的血压，由此可能会导致严重的问题，包括死亡。

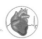

　　过期的硝酸甘油的疗效要大打折扣。如果您的硝酸甘油过期了，请尽快去取新药。通常情况下，您应该每 3～6 个月更换一次硝酸甘油药片。硝酸甘油喷雾剂一般有效期是 2 年。

要避免使用哪些药物?

有些药物可以帮助改善心力衰竭，但是有些药物能使心功能恶化，尤其一些非处方药和草药会造成伤害。一个原则是，不能服用使您心率加快或含有钠的药物。

在您服用任何新的药物时，需要经常询问您的医生。

非处方药

您可能需要避免:

- 含有钠的药物，如一些抗酸药和泻药。
- 含有伪麻黄碱的药物（速达菲、麻黄碱）或草药，或含有羟甲唑啉的药物（某些鼻喷雾剂中含有）。
- 止痛类药物，如非甾体抗炎药，包括阿司匹林、布洛芬或萘普生。因您的心脏有问题，您的医生告诉您每天服用低剂量的阿司匹林，它可能是有益的。但是更高剂量的阿司匹林可使您的心力衰竭恶化。不要服用阿司匹林止痛，使用对乙酰氨基酚（如泰诺）来代替它。

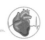

处方药

如果医生给您开了这些药，在您服用这些药之前要告诉您的医生或心脏病专家，确保他或她知道您患有心力衰竭：

- 钙通道阻滞剂（如地尔硫䓬和维拉帕米），这类药物用来治疗胸痛和心脏节律问题等。
- 抗心律失常药物（如氟卡尼和奎尼丁），这类药物用于治疗快速或不均匀的心脏节律问题。
- 止痛药，如塞来昔布、酮洛芬。
- 抗生素。
- 一些治疗糖尿病的药物。

每天监测您的体重

　　当您患有心力衰竭时，您应该注意体重的变化。如果您的体重突然增加，意味着身体内潴留了过多的液体以及心力衰竭加重。

　　学会自己称体重并记录体重的变化，一旦您发现任何问题请告诉医生。

每天自己称量体重

　　每天的同一时间用同一个秤称量自己的体重。不要穿鞋，每天称量体重时穿戴同样的东西，或者什么都不穿。称量体重最好的时间是早晨，您去洗手间之后，在早餐之前称量体重，并且之前不要喝任何饮料和水。

　　了解什么是您的"干重"？"干重"就是除去您身体中多余的液体后的体重。咨询您的医生怎么算您的干重，并记录下您的干重。

　　将您每日的体重和您的干重进行比较。这样可以了解您的体重是否突然增加。

　　放一个日历在体重秤旁边。每天将您测量的体重记录在日历上，并在看医生的时候带上。每次都用同一个体重秤测量体重，体重秤一定要放在坚硬、平坦的地面上。

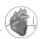

记录您每天的感觉，这样医生才能将其和您的体重进行比较。记录您的呼吸急促是否加重？您的脚及脚踝有无水肿？腿有无水肿？

如果您发现您的体重突然增加，请及时就诊。一般来说，如果在 2～3 天内您的体重增加了 3 kg 或 3 kg 以上，您就应咨询您的医生。您的医生会告诉您体重增加多少时应该注意。体重的突然增加意味着心力衰竭的加重。当您的体重增加变慢时您也需要告诉医生。

注意钠盐和液体

您需要限制饮食中的钠盐。大多数人每日钠盐的摄入量不超过 2000 mg。咨询医生您是否需要限制每天摄入的液体量。

询问医生从而了解您所服用的减少液体潴留和体重增加的药物是哪种。帮助您排除体内多余水分的药物很可能就是利尿剂（脱水剂）。

如何限制您的液体？

钠会引起身体储存过多的液体，使心脏泵血更困难。医生会给您开药以排出多余的液体。这种类型的药物称为利尿剂或脱水剂。您还需要限制液体的摄入量，以帮助身体排出多余的水分和钠。

限制液体可以改善您的症状，降低再次住院的风险。

测量液体的摄入量

医生会告诉您每天应该摄入多少液体。通常每天应摄入 4～8 杯水，即 1～2 L。

为帮助您计算液体的摄入量，以下是一些常用的方法：

液体量	也相当于
1 勺	15 ml
1/2 杯	大约 120 ml
1 杯	大约 250 ml
4 杯	大约 1000 ml 或 1 L

因此如果您每天摄入 8 杯水，即相当于 2000 ml（或 2 L）水。

知道常用的杯子的容量非常重要。可以将杯子装满水然后倒入量杯来测量杯子的容量，这样就不用每次测量了。

一些食物中含有大量的液体。任何能溶解的食物（含有大量水分）或者含有大量液体的食物都需要进行测量并计入所摄入液体的总量，也就是说冰激凌、胶制品、冰、水果汁和汤都应计入所摄入液体的总量。

跟踪液体摄入量

- 跟踪您液体摄入量的一种方法是用空容器装入您每天可以摄入的液体量。

例如，如果您每天可以摄入 2 L 的液体，准备一个 2 L 的饮料瓶随身携带。每当饮用液体时，将等量的水倒入瓶子中直到达到限制量。瓶子满后就达到了可以摄入的液体量，应停止摄入液体。

- 另一个跟踪液体摄入量的方法是允许自己每餐喝 1 杯（250 ml）液体（3 餐 × 250 ml = 750 ml）。可以将余下允许摄入的水量装入一个大罐，分次饮用。

例如，如果您一天允许喝 1500 ml（6 杯）液体，可以在吃饭时喝 750 ml 的液体，余下的 750 ml（3 杯）可以在全天其他时间饮用。如果除了水外您还喝了其他饮料，则需要从水罐中倒出等量的水。

关于限制液体摄入的常见问题

所有患有心力衰竭的患者都需要限制液体的摄入吗？

不是。通常，限制钠的摄入量就足够帮助身体排出多余的液体。大多数人不需要限制液体的摄入量，除非心力衰竭很严重或恶化。

为什么限制液体摄入非常重要？

身体含液体量过多会使已经虚弱的心脏泵血更加困难，这会使一些症状：如水肿和呼吸困难加重。

如果感觉口渴怎么办？

将摄入液体的量限制在医生建议的水平非常重要，但是可能很难做到。如果感到口渴，可以嚼口香糖或者含一块硬糖、薄荷糖、冷冻的葡萄或草莓。如果嘴唇感到干燥，可以使用润唇膏。但是一定要坚持限制液体的摄入量。

可以饮酒吗？

酒精会使血压升高导致心脏工作更加困难，因此心力衰竭患者并不适宜饮酒。既然每天允许摄入的液体量有限，最好选择健康一点的液体。咨询医生是否应避免饮酒。

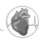

如何限制钠盐？

钠会使您的身体保持额外的液体。在您的饮食里减少钠（盐）可以帮助您感觉更好，更会降低您去医院的风险，并提高您的生活质量。

人得到的钠盐主要来自于食物。您的医生可能会限制您的钠摄入量，一天少于 2000 mg。注意您一天中所有的食物和饮料，要知道避免哪些食物。在大多数的食物中有"隐藏的钠"。例如，1 杯牛奶含有 130 mg 的钠。

为什么要严格限制钠？

限制钠会使您感觉更好。太多的钠会使本已衰弱的心脏泵血更加困难，从而导致急性心力衰竭的发生。液体可能潴留在您的肺，使您呼吸困难，也可以潴留在您的脚、脚踝、腿和腹部。

如何限制饮食中的钠盐？

学会计算您每天饮食中的含钠量（钠的毫克数）。

如果您吃了一个高钠食品，您可以在接下来的一天中食用钠含量非常低的食物以达到平衡。您可以通过食品标签中的钠含量来选择低钠食品。

阅读食品和药品的标签：

- 阅读罐头、食品包装说明书。检查食品当中含有多少钠，查看营养标签中含钠的毫克数。如果您实际食用量超过了说明书上的用量，说明您摄入了更多的钠。例如，比较以下食品：
  - 半杯低钠西红柿罐头含 15 ～ 30 mg 钠。
  - 半杯西红柿罐头含 220 ～ 350 mg 钠。
- 注意，钠可以"隐藏"在非盐的形式中，包括味精、柠檬酸钠、碳酸氢钠（小苏打）。我国食品中经常添加味精。外出就餐时您可以要求食品无味精、盐。
- 检查您的药。有些药物，尤其是非处方药含有钠。和您的医生谈谈，看处方或非处方药是否有钠的存在。

购买低钠的食物：

- 购买标有"无盐"（没有盐添加），无钠（每份少于5 mg 钠）或"低钠"（每份少于 140 mg 的钠）的食物。
- 购买新鲜的或普通冷冻的蔬菜。购买罐装低钠商标的蔬菜、汤和其他罐头。
- 当您在餐馆吃一顿饭时，可以问一下您的食物是否没有盐。在可能的情况下尽量多吃新鲜的水果和蔬菜，尽量吃低钠沙拉酱。

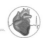

制备低钠饮食：

- 把盐瓶从桌子上拿走。您的调味品应该是青柠汁、洋葱、大蒜、醋和香料，由这些来代替盐。在您的食物中不要使用酱油、牛排酱、洋葱盐、蒜盐、芥末酱和番茄酱。
- 有条件的话，自己做酱油、沙拉酱和不加盐的番茄酱。
- 您可以经常使用食谱中一半盐的配方而又不失去风味。其他的食品像米饭、面食等谷物制品就不要再额外加盐了。
- 冲洗蔬菜罐头内的蔬菜会冲走一些但不是所有的盐。
- 关注您喝的水的成分。如果您买的瓶装水，阅读标签，并选择一个无钠的产品。
- 告诉您的医生，您所使用的有关盐的替代品情况。

要避免的食物

避免高钠的食物，如：

- 用烟熏、腌制等方法处理过的肉罐头、鱼和家禽。
- 火腿、培根、热狗和午餐肉。
- 加工奶酪和普通花生酱。
- 加盐的饼干。
- 冷冻饭菜。
- 罐头和干汤、肉汤，除非它们是无钠或标记低钠。

- 蔬菜罐头，除非它们标记无钠或低钠。

- 咸的零食，如薯片。

- 泡菜、橄榄、番茄酱和其他调味品，尤其是酱油，除非它们标记无钠或低钠。

- 炸薯条、汉堡包和其他快餐食品。

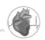

如何带病生活？

当心脏供血满足不了身体所需时即出现心力衰竭。心力衰竭不是说心脏停止供血，而是指心脏不像它应该表现的那样好。

随着时间的推移，心力衰竭会导致肺部和身体其他器官产生积液。这种积液可以引起呼吸急促、疲乏、踝关节肿胀和其他问题。在家里患者可以通过按医嘱服药、限制食盐的摄入量以及每天测量体重来很好地照顾自己。

学会自我控制心力衰竭很重要。如果严格遵照医生的治疗方案，人们可以感觉更好并延长寿命。

按医嘱服药

- 严格按照规定服药。不要没有经过医生允许就停药或换药。如果服药后有问题就咨询医生。
- 在征得医生同意前不要服用任何维生素、非处方药品或中草药。

治疗可能包括以下药物：

- 血管紧张素转化酶抑制剂：可以延缓心力衰竭，它可以减轻心脏负担、降血压和减轻肿胀。

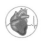

- 血管紧张素Ⅱ受体阻滞剂：和血管紧张素转化酶抑制剂原理一样。医生会用其替代血管紧张素转化酶抑制剂或将两者一起开处方。
- 利尿剂：也叫脱水剂，可以减轻水肿。一些（如螺内酯）可以防止有害物质引起心力衰竭。
- 地高辛：可以减轻一些心力衰竭患者的症状。
- β受体阻滞剂：可以降低心率和血压，也可以延缓心力衰竭的发病。
- 钾补充剂：可以弥补服用利尿剂（保钾利尿剂除外）引起的矿物质流失。

症状追踪

每天记录症状。记录感觉的变化，如出现呼吸急促或加剧，也要记录脚踝是否比以前肿胀以及是否起夜次数增加。记录下所有可能引起这些变化的饮食或行为。咨询医生，了解哪种症状意味着心力衰竭加剧并了解何时应该联系医生或呼叫紧急救助。

如果生活不能自理

生活不能自理的心力衰竭患者很难照顾。在服药方面将带来困扰，药物将带来副作用。控制饮食和减少钠的摄入量也会变得困难。不要自己尝试控制病情，如果控制心力衰竭的进展有问题则及时就医。

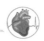

正确了解心力衰竭症状

　　人体有惊人的控制心力衰竭的能力。人体的控制能力是如此好以至于在心力衰竭早期不会出现症状。但在某个节点，在身体再也不能坚持时，心脏出现疲惫而且工作效率开始下降，这时就开始出现症状。

　　以下信息可以帮助患者理解心力衰竭症状并和医生一起控制心力衰竭。

引起症状的原因

　　当出现心力衰竭症状时，心脏逐渐失去良好的供血能力。为了供给与之前等量的血液，心脏试图通过跳动更有力、更快并且变得更大来运送更多血液。身体其他器官试图通过以下两点来弥补心力衰竭所带来的损失：

- 增加身体的液体含量。
- 向大脑和其他关键器官提供更多的血液。

　　结果，心力衰竭加剧并且身体无法保持正常。之后出现两大问题：

- 血液倒流到肺部和其他器官，称为充血。

- 肺部和其他器官无法获取足够的血液和氧气。
- 当出现充血时：
  ○ 活动时可能会出现呼吸急促。
  ○ 脚或脚踝会出现肿胀。
  ○ 躺平时呼吸急促会加剧或夜里会因呼吸急促而醒来。
  ○ 体重增加。
  ○ 出现咳或喘的症状。
- 当无法获取足够的氧气时：
  ○ 会感到疲劳。
  ○ 运动时会出现心绞痛或焦虑。
  ○ 会感到坐立不安。
  ○ 会感到眩晕或头昏眼花。

跟踪症状

密切跟踪症状并注意症状是否改变非常重要。做常规检查时医生会问症状是否加剧，这将帮助医生判断治疗是否有效或是否需要改进。

养成在笔记本上记录每天症状或者记病情日记的习惯，关注以下几点：

- 体重突然增加。每天早晨便后、餐前测量体重。
- 锻炼能力变化。如果以前走两条街开始呼吸急促而现在走一条街后开始呼吸急促，则说明症状加剧了。

- 任何新的症状或加剧的症状以及可能导致症状加剧的因素（如高钠饮食或者运动过量）。
- 对症状改善有帮助的药物或行为。

确保医生已经给您制订了计划，告诉您出现什么症状时应该寻求帮助。如果需要咨询医生，将症状日记带在身边以便可以将详细信息告知医生。

何时联系医生

如果突然感到有心力衰竭的症状，拨打"120"或当地急救电话，例如：

- 出现严重的呼吸困难。
- 咳出粉红色、带泡沫的黏痰。
- 新出现的心律不齐或心跳加快。

如果出现以下症状，立即就诊或寻求医疗救助：

- 出现呼吸急促或呼吸急促加剧（即使休息时也出现呼吸困难）。
- 出现眩晕、头昏眼花或感到要昏倒。
- 体重突然增加，如2～3天内增加3 kg或更多。
- 腿部、脚踝或脚部肿胀加剧。
- 突然感到很累或虚弱而无法完成通常的活动。

密切观察健康变化，出现新的症状时一定要咨询医生。

第五章

高脂血症

什么是高胆固醇血症?

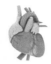

高胆固醇血症

胆固醇是一种脂肪。您的身体许多地方需要它,如新细胞的生成。人不仅可从食物中获取胆固醇,身体也可自己合成。

胆固醇含量过多不会使人感到不舒服。但是,如果胆固醇在动脉聚集,它能够阻塞心脏或大脑的血管,从而导致心脏病或卒中。

正确认识您的胆固醇水平

血液里有"好"的和"坏"的胆固醇。其中一种类型是低密度脂蛋白胆固醇——"坏"胆固醇。如果这种胆固醇高,则需要降低。它能够阻塞动脉导致心脏病或卒中。

另一种类型的胆固醇是高密度脂蛋白胆固醇——"好"胆固醇。如果这种胆固醇低,则需要升高。高密度脂蛋白胆固醇水平高可保护机体免受心脏病。

一个简单的血液检测就能够检查您的总胆固醇水平。它也能够检查您体内各种类型的胆固醇的水平。

您的总胆固醇水平高吗?

如果您的总胆固醇低于 5.17 mmol/L(200 mg/dl)是最好的,在 5.17～6.19 mmol/L(200～239 mg/dl)之间为临界高值,如果达到或超过 6.20 mmol/L(240 mg/dl)则意味着胆固醇水平高。

"好"和"坏"胆固醇水平	
"坏"的低密度脂蛋白胆固醇	应该低于 2.59 mmol/L(100 mg/dl)
"好"的高密度脂蛋白胆固醇	应该至少达到 1.03 mmol/L(40 mg/dl);1.55 mmol/L(60 mg/dl)或以上能够辅助降低心脏病或卒中的风险
三酰甘油(甘油三酯,血液中另一种脂肪)	应该低于 1.69 mmol/L(150 mg/dl)

高胆固醇血症怎样治疗?

您和医生可能决定非药物治疗高胆固醇血症。您所需要做的就是改变一些生活习惯。吃低脂食物,多参加体育锻炼,减轻体重(如果需要),如果您吸烟则需要戒烟。即使您服用药物来治疗,这些生活方式的调整也是非常重要的。

注意您吃的食物

减少以下食物的食用,它们升高胆固醇,因为它们富含饱和脂肪和氢化油,氢化油是您所吃的最坏的一种脂肪。

- 全脂奶、全脂奶酪和全脂酸奶。
- 黄油、含有反式脂肪的人造黄油、酥油、鸡蛋、猪油、肥肉和鸡皮。
- 椰子油、棕榈油和可可油（要在食物标签中寻找这些成分）。
- 打包的快餐、饼干和薯片。
- 非奶制人造稠黄油和奶油。

如果您在调整生活方式方面需要帮助，请咨询医生。

积极参加体育锻炼

每周至少 2.5 小时适度体育活动，散步是最简单的运动方式。

药物

他汀类药物能够降低"坏"胆固醇。它们能够降低您患心脏病和卒中的风险。

医生也可能会建议您服用其他的药物来辅助改善胆固醇水平。

高胆固醇血症的药物治疗有哪些?

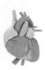

有多种不同的药物用于治疗高胆固醇血症和血液中的其他脂肪升高。他汀类药物应用最为广泛，可以降低心脏病发作和卒中的风险。其他药物以不同的方式治疗高胆固醇血症，并且可以与他汀类药物联合应用。

血液中有"好"胆固醇和"坏"胆固醇。药物可以帮助降低"坏"胆固醇（低密度脂蛋白胆固醇），还可以升高"好"胆固醇（高密度脂蛋白胆固醇）。高密度脂蛋白胆固醇升高可以预防心脏病发作。

他汀类药物

作用原理：他汀类药物减少您体内合成的胆固醇。这些药物包括洛伐他汀、普伐他汀和辛伐他汀等。有时他汀类药物与其他降低胆固醇或血压的药物联合应用。

应用他汀类药物时可能出现的副作用包括：

- 疲倦。
- 轻微肌痛。
- 腹痛、胀气、抽筋、便秘或胃部不适。
- 肝功能可能受影响。您需要常规进行血液检查，了解肝功能状况。

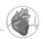

如果您有严重肌痛、肌肉触痛、无力或棕色尿，提示可能有严重肌反应，请立即与您的医生联系。

其他药物

胆固醇吸收抑制剂

作用原理：这些药物减少您机体吸收胆固醇的量，如依哲麦布。它还可以与他汀类药物联合使用。

这类药物有可能出现副作用。您需要定期找医生复查，监测您的胆固醇水平以及是否带来了副作用。

胆汁酸多价螯合剂

作用原理：这些药物加速您的肝将胆固醇从血液中清除，包括考来烯胺（消胆胺）、考来替泊和考来维仑。

可能的副作用包括：

- 便秘、腹胀或觉得臃肿。
- 胃部不适。

烟酸

作用原理：使用烟酸可以降低低密度脂蛋白胆固醇，升高高密度脂蛋白胆固醇和降低三酰甘油（甘油三酯）水平。

可能的副作用包括：

- 脸可能会红痒或充血。
- 胃部不适、腹胀、呕吐和腹泻。
- 头晕或心跳加快。

- 肝功能可能受影响。您需要常规进行血液检查，了解肝功能状况。

贝特类

作用原理：这些药物包括非诺贝特和吉非贝齐，用于升高高密度脂蛋白胆固醇和降低三酰甘油（甘油三酯）。

可能的副作用包括：

- 腹痛或皮疹。
- 恶心或呕吐。

使用这些药物的注意事项

- 严格按照医嘱使用所有药物。

如果您认为用药有问题，与您的医生联系。

- 告诉医生您使用的所有药物，包括维生素或中药补品，因为有些药物可以与他汀类药物或其他药物相互影响。
- 您可能需要定期进行血液检查，评估肝功能。
- 由于使用降脂药物，咨询您的医生是否需要避免饮用西柚汁类的饮料。某些他汀类药物经过细胞色素P450（CYP450）3A4代谢，而西柚汁也通过此酶代谢，二者合用会使他汀类药物的代谢受影响，有引起肌酶谱升高、肌肉症状甚至肌溶解的风险。

何时与您的医生联系?

　　肌痛可以是他汀类药物的一种非常严重的副作用,但是极少见。如果您有严重肌痛、肌肉触痛、无力或棕色尿,立即与您的医生联系,因为这些表现可能提示严重肌反应(称为横纹肌溶解症)。肝损害是另一种很少见的副作用。虽然它可能不引起症状,但是根据医生的医嘱进行血液检查评估您的肝功能非常重要。

改变生活方式

　　在使用药物的同时,您需要改变生活方式,改善您的胆固醇。

- 吃健康食品。
- 多参加运动。
- 合理减肥。

　　改变生活方式可以帮助降低您的胆固醇,同时可以提高用药效果。

什么是治疗性生活方式改变的饮食？

　　治疗性生活方式改变的饮食帮助降低您的胆固醇。当您遵循这种饮食时，您要少摄入脂肪并且改变您摄入脂肪的类型，您也要少摄入含有胆固醇的食物。这种饮食是治疗性改变生活方式的一部分，其还包括积极运动并且保持健康体重，以降低胆固醇。

　　治疗性生活方式改变的饮食意味着：

- 您每天热量的 25% ～ 35% 来自脂肪，主要来自不饱和脂肪。这些脂肪可来自菜籽油、橄榄油、花生油、向日葵油和玉米油。
- 您每天热量中不到 7% 的热量来自饱和脂肪。这些脂肪可来自黄油、酥油以及动物和奶制品。
- 您每天摄入的胆固醇不要超过 200 mg。胆固醇可来自蛋黄、家禽、红色肉类、奶制品和海鲜。

　　许多因为摄入太多脂肪食品而使胆固醇升高的人，可以通过改变其食物构成而降低胆固醇。

您如何遵循治疗性生活方式改变的饮食？

　　根据下列表格了解如何选择治疗性生活方式改变的饮食。

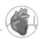

治疗性生活方式改变的饮食的建议	
食品类	量与种类
瘦肉、鸡鸭鱼、干豆类和干豌豆	• 吃去皮瘦肉，每天不超过 150 g • 食用 1/4 杯煮熟的干豆或豌豆，减少 30 g 肉摄入
低脂牛奶和奶制品	每日 2～3 份： • 1 杯脱脂或 1% 的牛奶 • 1 杯无脂或低脂酸奶 • 30 g 脱脂或低脂奶酪
脂肪和油	每日 6～8 份，脂肪或油类热量占每日总热量不要超过 35%。 • 1 茶匙油，如橄榄油、菜籽油、花生油、玉米油 • 1 茶匙软人造黄油（不含氢化油）或蛋黄酱 • 1 汤匙沙拉酱 • 2 汤匙坚果油或种子油
鸡蛋	• 每周吃不超过 2 个蛋黄 • 蛋清或代用品不限
水果	每日 2～4 份： • 1 个水果，如苹果或橘子 • 1 杯浆果或甜瓜 • 半杯水果罐头或 3/4 杯果汁
蔬菜	每日 3～5 份： • 1 杯生绿叶菜 • 半杯煮熟或生的蔬菜 • 3/4 杯蔬菜汁
面包、杂粮、面条、大米和其他谷物	每日至少 6 份： • 半杯煮熟的面食、米饭或其他谷物 • 1 片面包、一个热狗、汉堡、面包
甜食和零食	选择低脂肪或者不饱和脂肪零食

如何控制您的胆固醇？

胆固醇是身体内合成的一种脂肪，它可以从食物中获取。胆固醇在体内参与许多物质的合成，如细胞新生。

胆固醇过高可以造成血管阻塞从而引起一系列健康问题，如心肌梗死或卒中。

控制胆固醇是保持良好健康状态的关键，对于已患有心脏病如冠心病的人尤其重要。降低胆固醇水平可以降低突发心肌缺血或卒中的风险。

胆固醇检查

控制胆固醇的一个重要步骤是了解您的胆固醇水平。即便胆固醇过高您也不会有明显的症状，因此您必须通过检查来测定您的胆固醇水平。

医生可以通过一个很简单的化验来检查您的胆固醇水平，这些检查有助于：

- 选择最佳治疗方案。
- 了解真实胆固醇水平与理想胆固醇水平的差距。

如果您正在服用降低胆固醇的药物，这些检查有助于医生确定是否需要调整药物种类或剂量。咨询医生多久需复查胆固醇水平。

胆固醇的理想目标

化验胆固醇可以知道不同类型胆固醇的水平。

低密度脂蛋白胆固醇（LDL）通常被称为"坏"胆固醇。高密度脂蛋白胆固醇（HDL）通常被称为"好"胆固醇。"好"胆固醇越高越好，"坏"胆固醇越低越好。

咨询医生确定您的理想胆固醇水平。

控制胆固醇的措施

改变生活方式

良好的生活方式有助于控制胆固醇水平，重点是以下三点：

- 健康、低胆固醇饮食。
- 积极运动。
- 控制体重。

药物治疗

为了达到理想目标，您可能需要在改善生活方式的同时服用药物。他汀类药物有助于降低胆固醇水平，从而降低心肌梗死或卒中的风险。

如果您的 LDL 目标值是小于 2.6 mmol/L（100 mg/dl），医生通常会建议您服用他汀类药物。

如果因为高胆固醇血症服用药物治疗，切记每日按时服药或遵医嘱服药。

大部分患者服用他汀类药物后没有明显的副作用。如果您出现肌肉疼痛等副作用，需告知医生，您可能需要更换药物种类或减少剂量。

心脏病高危患者胆固醇和三酰甘油（甘油三酯）的目标值	
胆固醇种类	目标值
LDL（低密度脂蛋白胆固醇）	＜ 2.6 mmol/L（100 mg/dl），或＜ 1.8 mmol/L（70 mg/dl），遵医嘱
HDL（高密度脂蛋白胆固醇）	≥ 1.0 mmol/L（40 mg/dl）
总胆固醇	＜ 5.1 mmol/L（200 mg/dl）
三酰甘油（甘油三酯）	＜ 1.7 mmol/L（150 mg/dl）

怎样通过改变生活方式控制胆固醇？

胆固醇过高将会阻塞血管从而产生一些健康问题，例如心肌梗死和卒中。降低您的胆固醇将会降低心肌梗死和卒中的风险。

对于您的健康最重要的事情是控制胆固醇，特别是当您有冠状动脉疾病等心脏病时。

改变生活方式来控制胆固醇

无论您是否使用药品，控制胆固醇的最好方法是改变生活方式。下面的一些方法将会帮助您控制胆固醇。

咨询您的医生关于治疗性生活方式的改变。您可能需要更多的运动，食用低胆固醇饮食，可能的话需要减肥。

运动

运动能够帮助您增加"好"胆固醇（HDL）和降低"坏"胆固醇（LDL）。

当您需要开始运动的时候，询问医生多少运动量最安全。开始的时候慢慢走和调整一个适合您的步伐。保证每周最少 2.5 个小时的温和的运动。另一种方法是保证每天运动 30 分钟，每周最少 5 天。

慢走是简单易行的运动。和您的同伴一起慢走能够使您养成

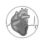

运动习惯。可以使用计步器计算您的步数和设定一个慢走的目标。

下面是其他帮助您运动的方法：

- 做园艺工作。
- 和您的孩子或者孙子一起玩耍。
- 骑自行车。
- 任何时间都可以爬楼梯。
- 游泳或者进行水中的有氧运动。
- 可以加入一个健康俱乐部或者慢走俱乐部。

无论您选择什么样的运动方式，最关键的是让这些运动变成您生活中常规的、快乐的一部分。您开始发现运动的好处后，更会激励您坚持运动下去。

健康的饮食

健康的饮食对于降低胆固醇至关重要。健康饮食的开始是学习新的饮食方式，如多吃新鲜的水果、蔬菜和五谷杂粮，同时减少摄入高脂肪、高盐和高糖的食物。治疗性生活方式的改变的核心是低胆固醇、低饱和脂肪酸和低反式脂肪酸食谱。它包括：

- 瘦肉、家禽、鱼和豆类。
- 水果和蔬菜。
- 谷物，如燕麦。

您可以和营养师共同合作制订一个健康的饮食计划。

健康的体重

运动和健康的饮食能够帮助您减去额外的体重。这可能会帮您降低胆固醇。

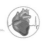

如果您首先改变您对下面事情的观点，您的减肥将会更加成功：

- 不要和别人比较您的体重。健康的体型有很多种。
- 关注您饱或饿的感觉。当您吃饭的时候，关注您为什么吃，您需要吃多少。
- 设定您的饮食计划和您需要实现的目标。

改变这些并不是很简单的事情。但是花些时间去思考这些事情将会帮助您实现目标。更多的支持将会帮助您更好地完成生活方式的改变，也更容易完成这些改变。

用药物控制胆固醇

他汀类药物能够降低您的胆固醇。这些药物能够：

- 减少身体合成胆固醇。
- 结合生活方式的改变，帮您达到胆固醇目标值。
- 可能减少心肌梗死和卒中的风险。

如果您的 LDL 的目标值是小于 2.6 mmol/L（100 mg/dl），医生更愿意您使用他汀类药物去帮助您达到目标值。如果您的胆固醇过高，一定要遵从医生的指导去使用药物。

大多数人在使用他汀类药物的时候不会有副作用。如果您用药后发生了副作用，如肌肉酸痛，马上告诉您的医生。您可能需要应用其他他汀类药物或者是减少剂量。

即使您使用了药物以降低胆固醇，改变您的生活方式也同样重要。

第六章
其他心脏病

什么是腹主动脉瘤？

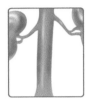
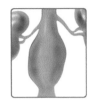

正常的腹主动脉　　　　　　　腹主动脉瘤

腹主动脉瘤是腹主动脉上的一个凸起。主动脉是身体的主要动脉之一，它将富含氧的血液从心脏运送到身体的其他部分，腹主动脉将血液运送到下肢。

正常的主动脉血管壁是非常有弹性的。它可以根据血流伸展、收缩。在发生一些疾病如高血压和动脉粥样硬化（动脉硬化）时，动脉壁的弹性减弱。在这些疾病的基础上，以及随着年龄增长而发生的血管磨损、老化，可导致主动脉壁某处变得薄弱后向外突起。

大多数主动脉瘤从不会引起危险，尤其当其本身体积很小并且生长很慢时。但当主动脉瘤膨胀过大时，可能会破裂。

如何诊断腹主动脉瘤？

腹主动脉瘤往往在体检或进行其他检查时被偶然发现。有

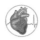

时是在进行这种类型的动脉瘤的筛查时发现的。

如果您的医生认为您有腹主动脉瘤，可能会让您做超声、计算机断层成像（CT）或磁共振成像（MRI）以确定瘤体大小。

专家建议，65 岁到 75 岁的有吸烟史的男性应筛查腹主动脉瘤。对于近亲（父母、兄弟或姐妹）曾患这种类型动脉瘤的大于或等于 60 岁的人群，专家也建议进行腹主动脉瘤的筛查。

腹主动脉瘤有什么症状？

大多数腹主动脉瘤不会引起不适症状。有些患者有腹痛或腹部不适。这些症状可以是阵发性的或持续性的。

其他症状包括：

- 胸痛、腹痛、下背部疼痛、腰窝痛（背部侧面腰以上、肋弓以下的区域）。疼痛可能会蔓延到腹股沟、臀部或者腿。这种疼痛可能是深部疼痛和（或）搏动性疼痛，可持续数小时或数天。通常这种疼痛与活动无关，有时某种体位还可使疼痛减轻。
- 腹部有搏动感。
- 如果动脉瘤形成血凝块且脱落后阻断下肢或双脚的血流，会出现脚发凉，脚趾变蓝、变黑以及疼痛等症状。
- 如果是炎症性腹主动脉瘤，则会出现发热或体重减轻的症状。

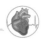

　　如果腹主动脉瘤破裂，则可以引起突然的、剧烈的疼痛和出血。这往往会导致患者在数分钟到数小时内死亡。

什么会增加您患腹主动脉瘤的风险？

有些人比其他人更容易患腹主动脉瘤。

如果有以下情况，您更容易患腹主动脉瘤：

- 高龄。
- 男性。
- 高血压。
- 家人（父母、兄弟或姐妹）中有腹主动脉瘤患者。
- 吸烟或有吸烟史。

如何治疗？

　　如果您患有腹主动脉瘤，您需要接受密切的医疗监测并且可能需要治疗。与您的医生沟通应多长时间来医院复查腹主动脉瘤。治疗的重点为预防或控制可能引起腹主动脉瘤的疾病，如动脉粥样硬化或高血压。

　　治疗方案应根据动脉瘤的大小及其生长速度而定。如果您的动脉瘤很大或者增长得很快，您的医生可能需要修补动脉血管的损坏部分。可以采取外科手术或微创手术。

　　小的腹主动脉瘤很少发生破裂，通常应用降压药治疗，如β受体阻滞剂。这些药物有助于降低血压和减轻腹主动脉壁的压力。如果您不做手术，应定期进行超声检查以了解您的动脉瘤是否变大。

即使您的腹主动脉瘤没有变大或破裂，您也存在心脏病的危险。您的医生可能会建议您多锻炼，多吃有利于心脏健康的食物，戒烟和保持健康的体重。他／她可能会给您开一些降低胆固醇的药物。

什么时候需要立即就诊？

出现以下情况时请拨打"120"或当地急救电话：

- 剧烈的腹痛、背痛或胸痛。
- 感觉即将要晕倒（意识丧失）。
- 严重的呼吸困难。

出现以下情况时请立即就诊：

- 您头晕或头痛，或您觉得可能要晕倒。
- 一只脚或双脚出现了颜色改变、疼痛、脚发凉、烧灼感或刺痛感。

密切注意您的健康状况的改变，出现任何问题随时联系医生。

什么是周围动脉疾病？

周围动脉疾病指动脉管腔缩窄导致四肢血流不畅。双腿最常受累，当散步或锻炼时，双腿肌肉得不到足够的血液供应，会出现疼痛、抽筋。

周围动脉疾病的原因

周围动脉疾病最常见的原因是动脉内斑块形成，这也称为动脉硬化。当出现周围动脉疾病时，血管腔内血流容积减少，这就意味着身体远端肌肉和其他组织得不到足够的血液供应。

动脉硬化的过程通常是全身性的。如果您的腿部出现动脉硬化时，您的心脏和大脑往往也出现了动脉硬化。这就增加了心脏病或卒中的发作风险。

周围动脉疾病发病的高危因素：吸烟、高胆固醇血症、高血压、糖尿病或周围动脉疾病家族史。

周围动脉疾病的症状

很多周围动脉疾病患者没有症状，那些有症状的常常误以为是其他疾病所引起的，如后背部或肌肉疾病。

症状通常表现在大腿、小腿、臀部紧缩感、挤压痛，这种疼痛通常在行走一段距离后出现（如行走一个或两个街区或行走几分钟后出现疼痛），休息后疼痛消失。

周围动脉疾病进一步加重后，您可能会出现其他症状，如：

- 休息状态下腿或脚疼痛，停止走路或运动后仍然存在。
- 脚或脚趾发凉或麻木感。
- 溃疡愈合缓慢。

周围动脉疾病的辅助检查

踝肱指数试验可用来帮助诊断周围动脉疾病。这种试验会对比休息和轻度运动后脚踝和手臂的血压，提示医生您的下半身血流是否正常。

您的医生也可以采取影像学检查，如超声、磁共振血管造影或 CT 血管造影，以帮助诊断周围动脉疾病。

周围动脉疾病的治疗

改善生活方式有助于缓解症状和减慢周围动脉疾病的进展。健康的生活方式也可以降低心脏病或卒中的风险，同时也可以改善生活质量，延长寿命。

改善生活方式包括心脏健康饮食，在医生指导下制订锻炼计划，戒烟。心脏健康饮食包括水果、蔬菜、全谷物、低饱和脂肪酸和低胆固醇食品。

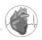

　　您可能需要服用降低胆固醇的药物、降压药，并监测您的症状。如果您有糖尿病，控制血糖在正常范围。如果药物和改善生活方式效果不佳，您可能需要血管成形术。在这种手术中，狭窄部分的动脉被扩大。有时，应用一个很小的支架来打开狭窄的血管，使血流通畅。有些人可能需要外科旁路移植（搭桥）术来使下肢血流再通。这种手术主要用于严重病例。

周围动脉疾病的自我护理

- 戒烟：药物和心理咨询能帮助您更好地戒烟。
- 规律服药：服药过程中出现问题请咨询医生。
- 和您的医生共同制订心脏健康饮食和锻炼计划。
- 好好保护您的脚：
    - 快速治疗您腿部割伤和擦伤，如果局部有溃疡，保持干燥并覆盖不粘绷带，并就医。
    - 避免穿太紧的鞋子和袜子以免擦伤脚，穿舒适、合脚的鞋。
    - 保持脚的清洁、湿润，防止干燥、开裂，脚趾间放棉花或羔羊毛防止摩擦和吸收水分。

周围动脉疾病患者的锻炼

　　尽管散步会引起疼痛，但散步可能是最好的锻炼。

　　在开始锻炼之前先和您的医生沟通，您的医生可以帮助您制订一个合适的锻炼计划。

　　您的医生可能会为您制订一个行走和负重训练计划。医生可能会建议您执行行走计划和可以在家做的腿部练习。目标是增加您疼痛之前的活动量。每一天行走直到疼痛开始，然后休息至疼痛消失，然后您继续行走。如果您在运动过程中出现胸痛、气短或感到头昏眼花，停止运动，在继续锻炼之前告诉您的医生。

什么是扩张型心肌病？

　　当患有扩张型心肌病时，您的心肌变得无力，心脏发生扩大。心肌无法将足够的血液泵到身体的其他部分。因为心脏泵功能减退，在每一次心跳后部分血液仍滞留在心脏内。

　　随着更多的血液滞留在心脏，心脏发生扩张，失去了原有的形状。这可能导致心腔内形成血栓。同时，心脏瓣膜不能正常关闭，并且有可能发生血液反流。大多数扩张型心肌病患者最终发生心力衰竭。

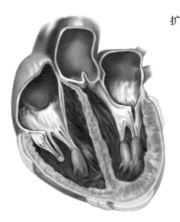

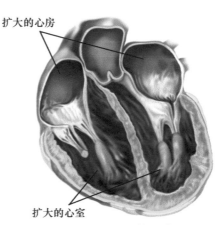

扩大的心房

扩大的心室

正常心脏断面　　　　　　　　扩张的心脏

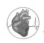

什么原因引起扩张型心肌病？

在许多情况下，医生不能确切地指出扩张型心肌病的病因。有些患者与家族遗传有关。有些因素能够损伤心肌并且导致心肌病。以下情况有可能发生扩张型心肌病：

- 您患有冠状动脉疾病或发生过心肌梗死。
- 高血压。
- 心脏瓣膜疾病。
- 病毒性心肌炎。
- 大量饮酒或吸毒（如可卡因）。
- 接触过有毒的金属，如铅或汞，它们会损伤心肌。

扩张型心肌病有什么症状？

扩张型心肌病在最初的几个月或几年内可以没有任何症状。但是随着心肌收缩力逐渐减弱，会出现心力衰竭。心力衰竭会出现以下症状：

- 虚弱、乏力。
- 活动后或平卧时出现呼吸困难。
- 咳嗽，尤其是卧位时。
- 腿部、脚踝、脚或腹部出现液体潴留。
- 眩晕或头昏眼花。
- 因液体潴留导致体重突然增加。

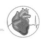

急性心力衰竭很危险，如果出现以下情况立即拨打"120"或当地急救电话：

- 严重气短。
- 心跳加速或心律不齐。
- 咳粉红色泡沫样痰。

扩张型心肌病如何诊断？

您的医生会问您有什么不适症状以及您患有什么疾病。他／她会为您进行体格检查，并询问您家族中是否有心脏病患者。一定要告诉您的医生您目前所服用的所有药物。

您的医生会听诊您的心脏和双肺，并检查您的双腿查看是否有液体潴留。他／她会先让您做一个胸部 X 线检查，了解有无肺水肿，并且可能让您做超声心动图或其他检查，以了解您的心脏工作是否良好。您还要进行血液检验或其他检查以帮助诊断和治疗您的疾病。

如何治疗扩张型心肌病？

在有些病例，针对病因治疗有效。例如，如果是大量饮酒引起的扩张型心肌病，则需要戒酒。戒酒可以防止疾病进一步恶化。

药物治疗

一些药物可以改善血流动力学，增加心脏的泵血功能。您的医生可能会给您处方血管紧张素转化酶抑制剂（ACEI）、利

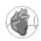

尿剂、β 受体阻滞剂或其他药物。

您可以自己做出的改变

饮食中限制盐的摄入。如果医生有嘱咐则应限制液体的摄入，询问医生每天您可以摄入多少盐以及液体。

您的医生会告诉您适合参加哪种运动。根据身体条件，大多数人可以散步、骑自行车或者做一些其他类型的运动。

限制您的饮酒量。

记录您的症状，当症状突然改变或加重时请及时就诊。

其他治疗

您的医生可能会建议您安装一个机械装置。可能会建议您安装起搏器（也称为心脏再同步化治疗，CRT）来增加心脏的泵血功能，也可能会建议您安装植入式心脏复律除颤器（ICD）以预防恶性心律失常。

提醒

如果早期诊断出扩张型心肌病，这种疾病可能更容易控制。如果扩张型心肌病的病因很难治疗，心力衰竭将会进一步恶化。

女性在怀孕期间发现扩张型心肌病则不应再次怀孕。

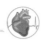

什么是肥厚型心肌病?

　　如果您有肥厚型心肌病,就意味着您的心脏肌肉长得太厚。心脏肌肉增厚使心脏不能很好地泵血。它也可以影响心脏的电系统,这就增加了心律失常的风险。

　　在某些情况下,心脏肌肉无法像正常时那样在心脏舒张时得到放松,以至于心肌本身没有得到足够的血液和氧气。

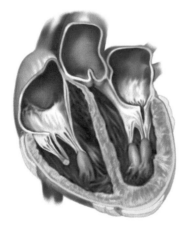

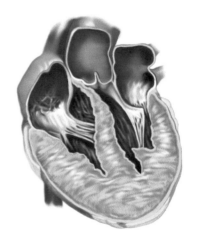

正常心脏(断面)　　　　　　　肥厚型心肌病

导致肥厚型心肌病的原因是什么?

　　专家认为肥厚型心肌病是一种遗传疾病。这意味着人携带

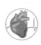

某些致病基因。基因就像一个人体配方。它们告诉细胞如何组成组织和器官。这些基因导致心脏肌肉纤维生长的方式异常。许多人携带这种致病基因，因此它在家族中是可以遗传的。另一些肥厚型心肌病患者因为一些其他原因影响了基因的正常表达。

肥厚型心肌病有什么症状？

大多数人都没有症状，即使他们患肥厚型心肌病已经很长时间了。有些人当出现呼吸困难时才发现肥厚型心肌病。有些人会感觉到头晕，极度心慌（心悸），也可能有胸痛，特别是在运动的时候。

肥厚型心肌病患者存在猝死的风险，这是因为不规则的和快速的心跳或血压的突然下降。一些年轻运动员突然死亡，最终发现他们的死因为肥厚型心肌病。

如何诊断？

您的医生会问您感觉如何和您是否有任何健康问题。他或她会为您进行体格检查并且可能询问您的家人是否有心脏病。

医生会检查您双下肢是否水肿。他或她可能会让您进行胸部 X 线检查、心电图和超声心动图或其他检查，看看您的心脏是否正常。

如何治疗？

如果您没有任何症状，您也许不需要治疗。但是您需要找医生进行定期检查。

有些人可能出现心房颤动、心律不齐和心动过速，有些人甚至出现心力衰竭。如果发生这种情况，您的医生可能会建议药物和（或）手术来帮助治疗这些问题。

肥厚型心肌病患者有猝死的风险。如果医生认为您的风险高于大多数人，他或她可能会建议您安装植入式心脏复律除颤器（ICD）。ICD放置在皮肤下，通常在左锁骨下。导线穿过一个大静脉将设备连接到心脏。

ICD将探测有可能会引起严重问题的心律失常。当有需要时，ICD对心脏进行电击，从而为心脏创造一个正常的节律。

患肥厚型心肌病时如何生活？

您的医生可以帮助您规划饮食、锻炼和其他健康的生活方式。

- 因为存在猝死的风险，应避免过大的活动量和剧烈运动。您可能无法进行竞技体育项目。得到医生的允许后，温和的运动对您有好处。
- 吃有益于心脏健康的饮食，包括蔬菜、水果和粗粮。
- 不要吸烟。使用烟草会导致心脏病发作。
- 限制饮酒。长期大量饮酒可以增加某些心脏疾病发生的风险。

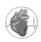
什么是限制型心肌病?

如果您得了限制型心肌病, 那就意味着您的部分心肌已经变得僵硬了。这种僵硬的心肌发生在心室。正常情况下, 心脏舒张时心室充分扩张并充满血液。血液随后泵入身体以提供氧气和营养物质。

但是限制型心肌病时, 心室不能完全舒张以获得足够的血液, 所以只有少量的血液泵入身体。当病情进展时, 就会出现心力衰竭。

原因有哪些?

医生可能不知道是什么原因导致您患上限制型心肌病。众多的研究均未能找到原因。但是以下情况可以确定将导致限制型心肌病:

- 心肌蛋白质的沉积, 称为心脏淀粉样变性。
- 心肌铁的沉积, 称为血色素沉着症。
- 在心脏、肺或其他器官形成大量结节, 称为结节病。
- 癌症后的放疗或化疗。
- 癌症的一种, 即类癌综合征。
- 大量白细胞堆积导致瘢痕形成, 也可能因 Löeffler 综合征或纤维化导致。

- 遗传，戈谢（Gaucher）病和法布里（Fabry）病可能导致限制型心肌病。

症状是什么？

起初可能没有任何症状。或者是有轻微症状，如感觉劳累、虚弱。

如果您的心脏逐渐虚弱，您将进展为心力衰竭。一旦发生心力衰竭，您将出现其他症状，包括：

- 呼吸急促，尤其是活动时。
- 乏力。
- 卧位时的呼吸困难。
- 腿部水肿。
- 胸痛。

如何诊断？

医生会询问您感觉如何，是否出现健康问题。他将为您进行体检并问您家人是否有心脏病。告诉医生您服用的所有药物，包括您买的非处方药、维生素或草药。

医生将检查您的腿部是否有水潴留，他可能会要求您做胸部X线检查，确定肺部是否有积水，并且进行超声心动图或其他检查以观察您的心功能。您也需要化验血。

医生可能需要检测一小块心肌组织，用于确定不是因为其他心脏疾病导致了您的症状；也可以用心导管检查方法来检查

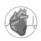

心脏，这是检查心脏如何工作的一种方法。

如何治疗?

如果医生知道您患限制型心肌病的原因，将针对病因治疗。治疗的关键在于尽量避免更多的心脏损害。

许多情况下，医生不知道您患限制型心肌病的原因，或者治疗效果不佳。治疗关键是延缓心力衰竭的进展，并在心力衰竭的初期进行治疗。您需要服药，帮助心脏更容易地泵出血液。还需要服用防止血栓形成的药物。

为使您感觉更好：

- 从饮食及饮水中限制盐（钠）。当您的心脏不能正常泵出血液时，您的身体将留下额外的盐和水，这将导致液体潴留和水肿。
  - 向您的医生咨询每天您能摄取的盐量。
  - 避免食用加工食品，少吃土豆片、椒盐卷饼、腌制的坚果、加工肉、奶酪、快餐、冷冻餐。
  - 多吃鱼或新鲜水果和蔬菜代替罐装食品。买标有"低钠"的食物。
- 按医生的要求观察您的饮水量。咨询医生您的安全饮水量。
- 每天测体重观察您的身体里是否有水潴留。
- 找到休息与活动的最佳平衡，您需要限制活动，医生能帮您制订出安全的活动量。
- 限制饮酒量。

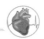

您可能需要起搏器或其他装置以帮助您的心脏正常跳动。如果您发展为严重的心力衰竭，可以选择心脏移植。

限制型心肌病预期如何？

因为不能确定病因，限制型心肌病很难治疗。但是如果早期找到了病因，治疗是有效的。药物可以用于治疗限制型心肌病的病因。治疗可能减少心脏的损伤，但是如果病因很难治疗或者无法知晓，随着时间的推移，限制型心肌病通常发展为心力衰竭。

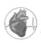

什么是卵圆孔未闭？

卵圆孔未闭（PFO）是一种发育不全的先天性心血管疾病，是最为常见的先天性心脏异常，大约 1/4 的成年人患有 PFO。它发生在左右心房之间的一个小开口，即卵圆孔，这是胎儿时期来自母体的血液在胎儿体内循环的一个通道，血液由右心房经此进入胎儿的左心房，然后随着胎儿的心脏收缩而分布到全身，胎儿便可获取来自母体的营养物质和氧气，胎儿期的卵圆孔是需保持持续开放状态的。在孩子出生时，孩子的第一声啼哭会使左心房压力升高，卵圆窝上的瓣膜因压力而封闭卵圆孔，形成功能性的闭合，从此孩子便可建立正常的血液循环，左右心房互相封闭，各司其职。

卵圆孔解剖上的完全闭合一般需要 5 ～ 7 个月时间，若大于 3 岁的幼儿卵圆孔仍不完全闭合，留下裂隙，称卵圆孔未闭。卵圆孔未闭时，压力高的左心房动脉血液会顺着裂隙向右心房分流，混入到静脉血液内。在幼儿期，因两心房的压力差不大，左心房的血液流入右心房的量少，一般症状较轻，但随着年龄的增长，左心房的压力升高，由左向右的分流量增加，因此导致右侧心脏负重增加，使连接右心房的肺动脉压力升高，可引起肺小动脉痉挛，血管壁增生、增厚，血管腔变窄。

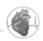

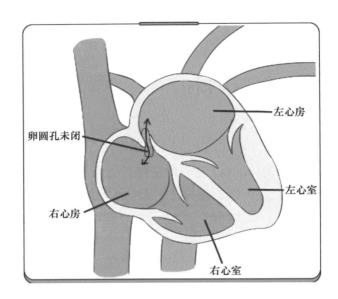

有什么常见症状

因幼儿期两心房的压力差小，所以一般症状不明显，到了青年期才开始出现活动时气息急促、心悸、心房颤动，严重者出现右心衰竭、呼吸道感染等症状。很多成年患者也因卵圆孔未闭合的裂隙较小而无明显症状。

在临床上常见到有患者因偏头痛难以缓解而就医，经过身体检查后发现患有 PFO。近年来经过诸多的科学研究，发现不明原因的脑卒中与卵圆孔未闭密切相关，医学人员考虑可能是一些栓子，如深静脉血栓、脂肪栓子通过卵圆孔由右侧心房进入左侧心腔，进而随动脉血液向身体分散，进入脑供血系统，堵塞脑部血管造成脑卒中。目前，发现高压环境下工作人员在回到正常压力环境中时，原来溶解在体内的气体会溶解成气泡，导致减压病，卵圆孔未闭是减压病的高危因素。

如何就医诊断

卵圆孔未闭多无症状，容易被忽视。在出现难以缓解的偏头痛、不明原因的脑卒中或活动时缺氧导致的临床症状时需进行身体检查以鉴别 PFO。临床上通常应用超声手段进行诊断。

- 彩色多普勒超声检查：包括经胸超声心动图（TTE）或经食道超声心动图（TEE）两种手段，其中 TEE 的诊断准确性更好，检出率是 TTE 的 3 倍。经超声设备可见到卵圆窝

  部位存在左、右心房间隔左向右的或右向左的分流，由此确诊 PFO。
- 超声声学造影：该方法能发现潜在的卵圆孔未闭，检出率可高达 60% ～ 78%。

有什么治疗方法

很多卵圆孔未闭的患者终身无症状，这类患者无需治疗，对于经过临床医生个体化评估后确定需要治疗的患者，可根据情况进行药物或手术治疗。PFO 药物治疗主要是通过服用阿司匹林和华法林等抗凝药物进行抗栓治疗。手术治疗包括外科手术和介入治疗两种。外科手术需建立体外循环，在心脏停搏后切开心房壁缝合未闭合卵圆孔，因创伤大，并发症多而被介入治疗所取代，当前主要是应用于特殊情况下，如在其他心脏疾病的外科手术中发现 PFO。介入治疗主要为经皮 PFO 封堵术，这是当前应用较多且安全、经济的治疗手段，需要应用特制的

封堵器阻断卵圆孔裂隙引起的心房间分流。

　　介入封堵术全程局麻操作，痛苦比较小，是一种微创手术，身体损伤较小，恢复较快，一般 12 ～ 24 h 即可下床活动。其原理是通过大腿根部的股静脉将一根导管送入右心房，穿过未闭卵圆孔至左心房，释放专用封堵器，进而关闭卵圆孔。

　　在治疗方面，封堵术并非是所有卵圆孔未闭并发症的最佳治疗选择，例如：卵圆孔未闭导致的偏头痛的治疗，2021 年欧洲多学科立场声明建议，应将封堵术作为难治性先兆性偏头痛患者的同情性治疗，而非常规治疗手段。偏头痛首选常规治疗。虽然之前有观察性研究发现，封堵未闭合卵圆孔，可显著改善偏头痛的症状，但也有临床试验数据显示，在偏头痛的缓解方面，药物治疗更优于封堵术治疗。

　　因个体差异较大，PFO 的治疗也因人而异，用药物或封堵术不存在绝对的最好、最快、最有效，除常用非处方药外，应在医生指导下充分结合个体情况选择最合适的药物或最佳治疗方案。

第七章

心脏病相关检查

什么是血细胞计数？

血液是由红细胞、白细胞和血小板组成的，它是携带这些血细胞的液体。血细胞计数可以显示血细胞数，这些可以为医生提供有关您健康的重要信息。

白细胞计数

如果您有感染，白细胞就会攻击和破坏引起感染的细菌或病毒。白细胞个头比红细胞大，正常情况下白细胞并不增加。您有感染时，白细胞数量可以增加。您的医生可以根据您的白细胞数量诊断是否存在感染，或者帮助判断您的机体对癌症等治疗的反应情况。

白细胞有几个类型。每一个类型的白细胞对于保护机体起着不同的作用。您的医生看到化验单上每一类型细胞的数量，就能够说出您的免疫系统的状态。由此可以帮助医生诊断感染，判断您对某些药物或化学品的反应，或者诊断像白血病这样的疾病。

红细胞计数

红细胞携带来自肺的氧气到全身其他部位。红细胞还将二

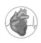

氧化碳带回到肺部，然后您将二氧化碳呼出体外。如果您的红细胞计数低（也称为贫血），您的机体可能不能获得所需要的氧。如果您的红细胞计数高（也称为红细胞增多症），您的红细胞就有凝结在一起阻塞很小血管的危险。还有两项红细胞计数以外的检查：血细胞比容和血红蛋白测定，也可以帮助判断您是否有贫血或红细胞增多症。

血细胞比容（也称为红细胞压积）

这项检查是检测红细胞在您血液中所占的空间（容积）大小。例如，血细胞比容 38 意味着您血液容量中有 38% 是由红细胞组成的，其余大部分是血浆。

血红蛋白（Hgb）

红细胞大部分由血红蛋白组成。血红蛋白携带氧，使您的血液呈红色。血红蛋白检查是检测您的血液中血红蛋白的量。这项检查可以显示您的血液携带氧到全身的能力。

血小板计数

血小板是体积最小的血细胞，可以帮助您的血液凝固。当您出血时，血小板肿胀、凝结在一起并形成一个黏块，帮助止血。如果血小板太少，您可能有止血的麻烦。如果您的血小板太多，您可能有血栓（凝血块）形成风险增高的问题。

血涂片

　　这项检查是将一滴血涂抹在一张玻片上，再用特殊染料染色，然后在显微镜下查看玻片。这项检查可显示红细胞、白细胞和血小板的数量、大小和形状。血细胞形状或大小异常可以帮助诊断多种血液病，如白血病、疟疾或镰状细胞贫血。

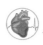

为什么要进行胆固醇检查？

什么是胆固醇？

胆固醇是身体产生的一种脂肪。细胞工作需要胆固醇，但是胆固醇太多，则会阻塞血管，导致心脏病（冠状动脉疾病），引起心脏病发作或卒中。改变饮食和运动可以降低您血液中的胆固醇。必要时您可能还需要服药。

胆固醇检测结果

有一项血液检查是检测您的胆固醇水平的。您的检测将会显示几个结果：

- **总胆固醇水平**：您的总胆固醇水平越低越好。高胆固醇血症可以增加您患心脏病的概率、风险。
- **低密度脂蛋白胆固醇**：也称"坏"胆固醇。低密度脂蛋白胆固醇水平越低越好。高低密度脂蛋白胆固醇血症可以增加您患心脏病的概率、风险。
- **高密度脂蛋白胆固醇**：也称"好"胆固醇。您的高密度脂蛋白胆固醇水平越高越好。高密度脂蛋白胆固醇可以帮助将"坏"胆固醇从您的血液中清除。

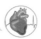

高密度脂蛋白胆固醇水平增高可以减少您患心脏病的概率。

- **三酰甘油（甘油三酯）：** 甘油三酯水平越低越好。甘油三酯是身体脂肪的一部分，为身体储存能量所必需。但是高甘油三酯水平可以增加您患心脏病的概率。

您的胆固醇水平意味着什么？

下面是总的原则。与您的医生讨论您的胆固醇目标水平。目标值会因您的健康状况和您存在的某些危险因素而不同。

总胆固醇	
最佳	＜ 5.17 mmol/L（200 mg/dl）
临界增高	5.17 ～ 6.19 mmol/L（200 ～ 239 mg/dl）
增高	≥ 6.20 mmol/L（240 mg/dl）

低密度脂蛋白胆固醇或"坏"胆固醇	
最佳	≤ 2.59 mmol/L（100 mg/dl）
几乎最佳	2.60 ～ 3.36 mmol/L（101 ～ 129 mg/dl）
临界增高	3.36 ～ 4.14 mmol/L（130 ～ 159 mg/dl）
增高	4.14 ～ 4.90 mmol/L（160 ～ 189 mg/dl）
极高	≥ 4.91 mmol/L（190 mg/dl）

高密度脂蛋白胆固醇或"好"胆固醇	
最佳	≥ 1.55 mmol/L（60 mg/dl）
可以接受	1.03 ～ 1.54 mmol/L（40 ～ 59 mg/dl）
低	＜ 1.03 mmol/L（40 mg/dl）

三酰甘油（甘油三酯）		
最佳	< 1.69 mmol/L（150 mg/dl）	
临界增高	1.69 ～ 2.25 mmol/L（150 ～ 199 mg/dl）	
增高	2.25 ～ 5.63 mmol/L（200 ～ 499 mg/dl）	
极高	≥ 5.64 mmol/L（500 mg/dl）	

引起高胆固醇血症的原因是什么？

- **吃富含饱和脂肪酸、反式脂肪酸和胆固醇的食物：** 食物中的饱和脂肪酸和胆固醇来自动物，如肉、全脂奶、蛋黄、奶油和奶酪。反式脂肪酸见于油炸食品和包装食品，如曲奇饼、薄脆饼干和炸薯片。

- **您的体重：** 体重超重会使三酰甘油（甘油三酯）升高，高密度脂蛋白胆固醇（"好"胆固醇）降低。

- **您的活动水平：** 不运动会使三酰甘油（甘油三酯）升高，高密度脂蛋白胆固醇（"好"胆固醇）降低。

- **您的整体健康：** 某些疾病（例如甲状腺功能减退）可以增加发生高胆固醇血症的风险。

- **您的年龄：** 在 20 岁以后，您的胆固醇开始升高。男性到了 50 岁以后，胆固醇水平趋于稳定。女性则在绝经期前保持较低水平，之后升至同男性相当的水平。

- **吸烟：** 吸烟可以降低您的高密度脂蛋白胆固醇，即"好"胆固醇。

- 一种称为**脂质代谢异常**的疾病也可以引起高胆固醇血症，这种少见疾病具有家族遗传性。

如何降低您的胆固醇?

与您的医生讨论如何降低您的胆固醇,找到您的最佳选择。也许改变饮食和其他生活方式就足够了。您可能需要:

- 吃对心脏健康的食物:包括大量的鱼、水果、蔬菜、豆类和高纤维的谷物和面包。还包括健康的脂肪酸,如橄榄油。
- 定期运动。
- 减肥。
- 戒烟。

如果您改变生活方式数月后胆固醇仍然增高,您可能需要使用药物,如他汀类药物。如果您有高血压、糖尿病或冠状动脉疾病,您的医生可能要求您立刻使用药物,可降低心脏病发作的风险。

糖尿病检查有哪些？

如果您有血糖异常的症状，您可能需要进行糖尿病检查。或者您有得糖尿病的高危因素，您也需要进行糖尿病检查。

血糖异常的症状包括容易饥饿或口渴、多尿，尤其是夜尿增多，可能会有体重减轻、感到非常疲倦和视物模糊。

检查（有时也称为筛查）容易，只需要完成一项简单的血液检查即可。

您应当进行糖尿病检查吗？

与您的医生讨论是什么原因使您有患糖尿病的风险，您是否应当做检查。有些专家建议，如果您的血压＞ 135/80 mmHg，则应当进行糖尿病筛查。还有一些专家建议，如果您的年龄≥ 45 岁，尤其是您超重时，则应当进行糖尿病筛查。如果您的体重指数≥ 25 kg/m^2，则认为您超重。您的体重指数是将您的体重（kg）与您的身高（m）的平方进行比较。例如，一位身高 1.83 m、体重 84 ～ 102 kg 的人应当定为超重。您的医生可以帮助您计算您的体重指数。

如果您的年龄＜ 45 岁并且超重，有下述情况，应当考虑进行检查：

- 您的父母、兄弟或姐妹有 2 型糖尿病。
- 您是糖尿病前期。这意味着您的血糖高于正常，但又没有高到能够诊断糖尿病水平。
- 您有高血压。
- 您的胆固醇不正常。这意味着您的"好"胆固醇——高密度脂蛋白胆固醇低 [≤ 0.9 mmol/L（35 mg/dl）]，或者您的三酰甘油（甘油三酯）≥ 2.81 mmol/L（250 mg/dl）。
- 您妊娠时有糖尿病（妊娠期糖尿病），或者您生产新生儿体重 ≥ 4 kg。
- 您不做任何运动。
- 您患有多囊卵巢综合征。

如何做这项检查？

有几种不同的检查。您的医生会决定您所需要的检查。

- **空腹血糖**：是检测您空腹 8 小时以上的血糖，通常是糖尿病筛查的第一项检查。
- **糖化血红蛋白检查**：是评估过去 2～3 个月的平均血糖水平。这项检查可以在一天中的任何时间（甚至是餐后）完成。新近饮食、运动或药物的变化不会影响这项检查的结果。
- **随机血糖**：是检测血糖而不考虑最后进餐的时间。可以在一天之内做几次检查。由于健康人的血糖在同一天内不会有太大变化，因此随机血糖水平变化剧烈可能提示糖尿病。

- **口服葡萄糖耐量试验：**应用于妊娠期间的糖尿病诊断。这项检查是在您喝了含葡萄糖的甜液体后连续检测血糖。该检查有时应用于没有妊娠的人诊断糖尿病。

- **2 小时餐后血糖：**是在餐后 2 小时检查血糖。

多长时间需要做一次检查？

如果您的血压 > 135/80 mmHg，与您的医生讨论多长时间检查一次。如果您的年龄 ≥ 45 岁，您应当每 3 年检查一次。

如果您的年龄 ≥ 45 岁并且超重，您的检查频率应当高一些。

如果您的年龄 < 45 岁并且超重或有上述任何健康问题，您的检查频率也应当高一些。

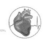

什么是超声心动图检查?

　　超声心动图检查是一种让您的医生动态观察您的心脏的检查。超声心动图可以告诉医生心脏泵血功能,还可以识别您的心脏是否太大,识别您的心脏瓣膜是否工作良好。

　　超声心动图是心脏超声检查的一种。它通过传感器装置发出的高音调声波,获取从您心脏不同部分反射回来的声波,并将您心脏活动的图像传到屏幕上。

如何做这项检查?

　　做超声心动图检查时您要躺在检查床上。医生会将导电糊涂在您的胸前,然后在您胸部移动手握装置。医生可能会要求您缓慢呼吸并憋住气几秒。

　　标准超声心动图检查需要 30 ～ 60 分钟。标准超声心动图检查也可以称为经胸超声心动图检查。多普勒(Doppler)超声心动图应用超声显示血流是如何通过您的心脏和血管的,计算机可以检测血流的方向和速度。

　　有时会做负荷超声心动图或经食管超声心动图检查。

　　● 负荷超声心动图的检查方法:您先做一个静息的标
　　　准超声心动图检查,然后通过运动或使用药物后加

快您的心脏跳动，再做第二次超声心动图检查。运
动期间，使用心电图监测您的心率和心律，看看您
的心律是否有任何变化。医生会比较运动或用药前、
后的两次超声心动图检查结果，显示您的心脏在加
速跳动和负荷增强情况下的工作状态。负荷超声心
动图检查用时约 1 小时。

- 经食管超声心动图的检查方法：医生将一根细管送
入您的喉腔，这根细管内有一个可以发出声波的微
小装置。由于经食管超声心动图检查的这个装置距
离心脏更近，因此能够获得更清晰的图像。在检查
前，您要使用镇静剂，使您放松和嗜睡。也会对您
的咽喉进行麻醉，避免呕吐或呛咳。这项检查大约
耗时 2 小时。

为什么做这项检查？

适合做这项检查的情况包括：

- 了解心音异常、心脏扩大、不明原因胸痛、呼吸困
难或心律不齐的原因。
- 了解心脏瓣膜及其工作状态。
- 检查您的心脏泵血能力。超声心动图检查期间，您
的医生可以计算出您每次心脏跳动时泵出的血液量
（射血分数）。
- 检查心室壁的厚度与运动情况。
- 识别和监测心肌是否存在缺血。

- 探查聚集在心脏周边的液体（心包积液）。
- 探查心腔的肿块或血凝块。

您需要做什么准备？

标准或 Doppler 超声心动图

在做标准或 Doppler 超声心动图之前，您不需要做任何准备。可以穿舒适易解开的衣服。检查后，您可以回家和正常参加活动。

负荷超声心动图

- 检查前：
  - 在检查前几小时不要吃得太多。
  - 穿舒适易解开的衣服和易穿脱的鞋。
  - 向您的医生咨询是否应当正常服药。如果使用胰岛素，要告知您的医生。
- 检查后：
  - 如果愿意，您可以回家。
  - 您也可以正常参加活动。

经食管超声心动图检查

- 检查前：
  - 至少检查前 6 小时禁食、禁水。
  - 如果您戴义齿（假牙），需要取下。
  - 如果您有喉、食管或胃疾病，做检查前要告诉您的医生。

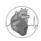

○ 检查后请别人送您回家。由于使用了药的原因，您检查后至少 12 小时不能开车。

● 检查后：

○ 回家后您可能需要睡眠几小时。

○ 您可能会有喉咙疼痛。

○ 您可以正常活动和正常饮食。

有什么危险？

超声心动图检查是一项非常安全的检查。声波不会给您带来任何损害。在负荷超声心动图检查期间，加重您的心脏作功可能会带来一点风险，可以引起您出现胸痛或心跳不规整。但是医生会密切观察您的心电图，如果有问题，则会停止负荷超声心动图检查，防止对您的心脏产生任何损害。正常情况下，经食管超声心动图检查不会带来任何不良影响。由于有一根细薄管置入您的喉部，因此有极小可能损伤您的喉腔表面。

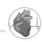

为什么要进行肺功能检查？

肺功能检查的目的是评估您的肺的工作状态。肺活量测定是一项肺功能检查，评估从您的肺里能够呼出多少气体，评估您的肺吸入和呼出气体的速度。您还可以进行其他的检查，例如气体弥散试验、体积描记法、吸入激发试验和运动负荷试验。

为什么要进行这些检查？

这些肺功能检查可以帮助：

- 发现导致呼吸障碍的原因，诊断肺疾病，如哮喘或肺气肿。
- 评估外科手术前您的肺功能。
- 评估治疗效果。

做何准备？

肺功能检查对人体健康几乎没有什么影响。如果您有严重的心脏或肺疾病，您要与您的医生讨论检查的风险。检查前，要告诉您的医生您近期是否有胸痛或心脏病发作，您是否有药物过敏史。还要让您的医生知道您是否正在使用治疗肺疾病的药物。在进行该检查之前，有可能要求您停用其中一些药物。

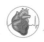

检查当天注意事项：

- 请穿宽松的衣服，不要影响您的呼吸。
- 如果您有义齿（假牙），检查期间要戴上假牙，帮助固定肺活量仪。
- 检查前不要饱餐，否则会影响您的肺完全张开。
- 如果您吸烟，检查前 6 小时不要吸烟。
- 检查前 6 小时不要运动过度。

如何检查？

检查方法取决于您进行哪项检查。由呼吸治疗师或技师进行肺功能检查。这些检查可以耗时 5 ～ 30 分钟，具体时间取决于您进行多少项检查。

多数检查要求您戴上鼻夹，以保证在检查期间没有空气出入您的鼻腔。然后您在带有记录装置的口罩内吸入气体。

- 有些检查需要您尽可能深而快地呼吸。
- 有些检查可能要求您吸入药物扩张您的气道后再次重复检查。
- 您也可以吸入某些气体，如 100% 的氧气或氮与空气的混合气体。
- 对于体积描记法，您坐在一个带有窗口的小房间内。在这个小房间内评估随着您呼吸时产生的压力变化。

治疗师在有些检查中可能要求您深呼吸，以获得最佳检查结果。在肺功能检查之前、之中和之后，可能要检查您的血液，看看血氧和血二氧化碳水平。

检查时会有什么感觉?

- 肺功能检查通常没有痛苦。在戴鼻夹或通过面罩长时间呼吸时,您可能会感到不舒服。如果您有肺病,有些检查可能会使人感觉疲劳。
- 在快速呼吸后,您可能咳嗽或感到头昏眼花。两次检查期间,治疗师会让您去休息一会儿。
- 如果您在进行体积描记法检查时对于狭小的空间感到不舒服,治疗师会打开门。
- 如果给您应用改变呼吸的药物,药物可以增加您的心率或使您抖动。如果您感到胸痛或不适,要马上告诉治疗师。
- 如果您进行血液检查,在针刺入您的上臂时,会有短暂疼痛。

结果

如果检查结果在正常范围,则认为正常。结果异常可以见于下列情况:

- 阻塞性肺疾病:意味着气道狭窄,可以由肺气肿、支气管炎、感染和哮喘所致。
- 限制性肺疾病:意味着肺组织的丧失或肺膨胀减少,可以由很多情况导致,如肺炎、肺癌和肥胖。

下述情况可以造成您的检查结果不准确:

- 检查前 4 小时内您使用了扩张气道的药物，或者在检查前您使用了镇静剂。
- 妊娠或检查前饱餐。
- 您没有遵循检查的医嘱，或者由于疼痛，您不能正常呼吸。

其他问题

- 有些肺功能检查可以在家中完成。如果您想这样做，可以与您的医生讨论。
- 如果您的肺活量结果正常，但是您的医生怀疑您有哮喘，您可以在吸入收缩气道的药物之后再做一次检查。该检查耗时 2 小时。

什么是凝血酶原时间和国际标准化比值？

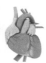

凝血酶原时间和国际标准化比值检查，是检测您的血液到凝固所需要的时间。您的医生应用这项检查来判断您是否患有出血性疾病，或者评估您使用的预防血液凝固药物的效果。如果您在使用预防血液凝固的药物，您可能要定期做这项检查。

您的肝制造称为凝血因子的蛋白质。您的机体至少需要 12 种以上不同的因子参与凝血和止血。凝血酶原时间检查检测其中 5 种凝血因子，因此很重要。结果异常意味着您的血液凝固太快或太慢。其常见原因包括肝病或在使用预防血液凝固的药物治疗，如华法林。

另一项凝血检查称为部分凝血活酶时间，用于检测其他几项凝血因子。总之，部分凝血活酶时间和凝血酶原时间可以发现多数凝血因子异常导致的凝血性疾病。

为什么要做这个检查？

凝血酶原时间或国际标准化比值在下列情况下可以为您的医生提供帮助：

- 发现凝血异常的原因。
- 监测华法林或其他预防血液凝固药物的效果。

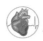

- 寻找某些凝血因子缺乏导致的疾病。

这项检查通常在每一天的同一时间完成以评估预防凝血药物的效果。如果您正在服用华法林，您可能每天首先要做这项检查。一旦您的医生确定您使用的药物剂量合适，您可能不需要频繁地进行该项检查。

如何检查？

医务人员从静脉取血样：

- 将弹力绷带绑在您的上臂短暂阻断静脉血流，使绷带以下的静脉充盈，有利于使用穿刺针穿刺静脉。
- 使用酒精消毒穿刺针。
- 将穿刺针刺入静脉。
- 将一根试管连接到穿刺针，抽满血液。
- 抽满血液后，从上臂拿掉弹力绷带。
- 拔针后，使用一块纱布或棉球压迫穿刺部位。
- 加压包扎穿刺部位。

在有些病例，医务人员从指尖采血替代静脉取血。对于指尖采血检查，医务人员先消毒您的手，然后使用刺血针扎破您中指或无名指的皮肤，再将小试管放在穿刺部位取血。

有什么危险？

采血过程几乎没有风险。

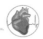

- 在针穿刺部位，您会有一个小的伤痕。在取血后，您会压迫穿刺部位几分钟。
- 取血后极少发现穿刺静脉红肿（称为静脉炎），通常每天热敷几次即可减轻。
- 如果您的血液不能很快凝固，穿刺部位可能出一会儿血。阿司匹林、华法林和其他血液稀释药物更容易导致出血。如果您有出血或凝血性疾病，或者您在使用血液稀释药物，在取血前要告诉医务人员。

检查结果有什么意义？

您的结果可以用时间"秒"来表示，反映您的血液从流出到凝固所需要的时间；也可以用国际标准化比值表示，该值也是反映您的血液从流出到凝固所需要的时间。国际标准化比值越高，说明您的血液从流出到凝固所需要的时间越长。国际标准化比值可以用于不同实验室之间进行比较。

如果您正在使用血液稀释药物，您的医生或许会告诉您国际标准化比值约为2～3。与您的医生讨论您的国际标准化比值结果的意义。

如果您正在使用血液稀释药物，使用正确的剂量对您十分重要。剂量太大可以导致您很容易出血，而剂量不足可能导致您有血液凝固或发生其他问题的风险。

哪些因素会影响检查结果？

许多西药和中药可以影响您的检查结果。在做这项检查前

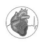

与您的医生讨论您所用的所有药物，包括处方用药和非处方用药。您的检查结果还可能受下述因素的影响：

- 腹泻或呕吐引起的液体丢失和脱水，这可能增加国际标准化比值。

- 过多饮酒。

- 您使用的维生素 K 的用量。使用大量维生素 K 可以降低国际标准化比值，而极少使用维生素 K 可以增加国际标准化比值。尽量使用同样剂量的维生素 K，以保持检查结果稳定。含有维生素 K 的食物包括牛肝、猪肝、绿茶、西兰花、青豆、紫甘蓝、萝卜、青菜和豆制品。在与您的医生讨论前，不要擅自使用维生素 K 补充剂。如果您的医生推荐使用，则严格按照医嘱使用。

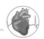

什么是视网膜影像检查?

什么是视网膜影像检查?

视网膜影像检查就是对您的眼底(包括视网膜)照相。视网膜感受光,并且将图像传到您的大脑。视网膜影像检查的项目有彩色和黑白胶片照相或数字照相。有时要使用造影剂来显示视网膜血流,称为荧光素眼底血管造影。

为什么要做这项检查?

视网膜影像检查可以帮助您的医生发现和治疗您的眼病,例如糖尿病视网膜病变和黄斑退化。检查还可以帮助您的医生了解疾病的进展情况和治疗是否有效。

下述情况时您可能需要做视网膜影像检查:

- 您有糖尿病。糖尿病可以引起糖尿病视网膜病变,导致您的视力下降,甚至失明。
- 您有糖尿病视网膜病变。检查能够帮助您的医生了解治疗效果。
- 您的医生认为您有渗出性黄斑变性,可以导致失明。荧光素眼底血管造影可以帮助发现您的眼底血管破

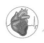

裂或血管异常，这是眼部疾病的部分表现。

- 您的视力减退，您的医生想搞清楚原因。

眼部检查（包括视网膜影像检查）可以帮助您的医生早期发现糖尿病视网膜病变和黄斑退化，如果早期发现疾病并且开始治疗，您就有视力改善的机会。

视网膜影像检查不应当代替完整的眼部检查。

您做这项检查时需要准备什么？

检查前

如有下述情况，告诉您的医生：

- 您已经或可能妊娠或正在哺乳。荧光素眼底血管造影使用的造影剂可能对胎儿有害。造影剂还可能经母乳进入婴儿体内。
- 您对任何药物过敏，包括散瞳药。
- 您有任何健康问题，包括青光眼。
- 您正在使用的药物，包括非处方药、中药或其他辅助药物。

检查期间

医生会使用眼药水扩张您的瞳孔，散瞳；有些检查不需要扩瞳。您要坐着面对照相机。您需要穿宽松衣服，将下巴放在一个小平台上，保持额头稳定。您需要闭紧您的牙齿，尽可能睁大双眼，始终直视前方。医生会拍几张照片。

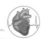

荧光素眼底血管造影

如果您做荧光素眼底血管造影，将会在您的上臂留置静脉穿刺针供注射造影剂使用。造影剂到达您眼底血管需要10～15秒。

随着造影剂进入眼底，医生会拍几张照片。照片会显示造影剂是如何通过血管的。在大多数造影剂通过眼底后，会拍更多的照片，以显示是否有血管破裂。不使用造影剂的检查一般耗时5分钟。如果使用造影剂，一般耗时30分钟。如果您的医生需要拍更多的照片，在下一轮拍照前您需要先休息20分钟。

检查后会发生什么？

您的医生通常会在检查后立刻阅读结果（如果结果还没有准备好，您应当询问医生何时能够得到结果）。如果您进行了散瞳，您可能会有几个小时的视物模糊。在散瞳后几小时内不要开车，除非您的医生告诉您没有必要。

您可以立刻回家，或者恢复您的正常活动。但是如果您进行了散瞳，您的眼睛会对光线非常敏感，需要戴上太阳镜防止太阳光线的照射。

您需要多长时间进行一次检查？

如果您有糖尿病，则至少每年检查一次。如果您有眼部疾病，则与您的医生讨论您需要多长时间检查一次。如果您没有眼部疾病，则按如下进行：

- 如果您是 40 ～ 54 岁，则每 2 ～ 4 年检查一次。
- 如果您是 55 ～ 64 岁，则每 1 ～ 3 年检查一次。
- 如果您 > 65 岁，则每 1 ～ 2 年检查一次。

如果使用荧光造影剂，由于荧光造影剂可以使软性隐形眼镜染色，因此至少在检查 4 小时前取出软性隐形眼镜。

检查后 24 ～ 48 小时，您的皮肤、球结膜和尿液可能呈淡黄色或橙黄色。

有关这项检查您还需要知道什么？

如果您使用了荧光造影剂，您的口腔内可能会有金属异味、轻度恶心和短暂的发热感。有些人对荧光造影剂过敏。注射造影剂后，如果您有头痛、想吐或瘙痒和荨麻疹，请告诉您的医生。

怎样正确解读您的实验室检查结果？

　　实验室检查可以帮助您和您的医生发现您的问题或您需要什么样的治疗。

　　您的医生会根据您的实验室结果、您的症状和过去的健康状况来做出诊断或选择治疗。

　　至少在进行实验室检查前数小时开始，您就不能再进食或进水。

　　进行检查前必须遵循医生的嘱咐，否则会出现不准确的结果。

什么是正常值？

　　多数实验室检查是以某一范围的数字形式来报告结果的。

　　　实验报告会列出一列"越界"的值，使您很容易发现不正常的结果。

　　由于检验正常值是基于年龄和其他因素而确定的某一特定人群的范围，因此不同实验室的正常值都不相同。

　　往往检测许多健康人来确定某一组人群的正常值。每一个组的正常范围是根据其平均结果来确定的。

　　您的检验报告会显示该实验室的正常范围。不要比较来自不同实验室的结果。少数检验（包括胆固醇和血糖）有标准的正常值。这意味着，无论您在哪里做这些检查，其正常值范围相同。

如果您的结果超出正常范围

- 您的实验室结果可以高于或低于正常范围；您的医生可能要求重复做这项检查来证实该结果，或者要求做其他检查。
- 有时您的实验室检查结果可以超出正常范围，即使您没有任何问题。
- 许多因素可以影响您的检查结果，包括使用了某些药物、检查前进食、妊娠或面临压力。
- 有些情况下，结果超出正常范围可能对您来讲是正常的。

常见的实验室检查

实验室检查	为什么做这项检查？
糖化血红蛋白	检测过去 3 个月您的平均血糖水平
全血细胞计数	检测您的各种血细胞计数
电解质	检测您血液中几种物质（电解质）的水平
生化全套	检测您的血糖水平、电解质和液体平衡状况、肾和肝功能
血糖	检测您的血糖水平
胆固醇和血脂	检测您血液中不同脂肪（胆固醇和三酰甘油）含量
子宫颈涂片	看看可能反映癌症或其他健康问题的宫颈细胞有无变化

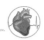

实验室检查	为什么做这项检查？
前列腺特异性抗原	检测您血液中前列腺特异性抗原的水平，您的医生会用这项检查来判断前列腺有无问题
凝血酶原时间和国际标准化比值	帮助判断您在做外科手术或其他手术时的出血风险，也可以帮助判断您使用预防血液凝固药物的效果如何
促甲状腺激素	判断您的甲状腺功能情况

第八章

心脏病并发症和并存疾病

肾是如何工作的?

　　您的肾是两个呈豌豆形状的器官，其中的每一个都像您的拳头一样大小，它们位于您的腹部，在胃的后面，分别位于脊柱两侧。

　　您也许已经知道肾可以产生尿液，但是您可能不知道肾能做很多其他重要的工作。您对肾工作的情况和肾病的发展了解得越多，越有利于您采取一些方法来维持您的肾脏健康。

您的肾有什么功能?

您的肾有以下几个重要的功能：

- **它们能清除废物。**肾从血液中滤过代谢废物和过多的液体。这些废物将以尿液的形式从身体中清除。代谢废物和过多的水分是由普通的食物分解和发生在全身细胞的化学反应（新陈代谢）而产生的。滤过废物是肾最重要的功能。
- **它们能平衡您身体中的电解质。**您的肾可以维持适当的离子平衡，如钠、钾、钙、镁，这些能使您身体正常工作。肾从血液中清除过多的大量离子，之后通过尿液将它们排出体外。

- **它们能产生激素。**您的肾可以产生三种重要的激素。这些激素能帮助您的身体产生红细胞，帮助调节血压，帮助您的身体从食物中摄取钙质构建健康的骨骼，帮助肌肉正常工作。

您是否知道您患有肾病？

也许您不知道您已经患了肾病，大多数人在早期并无症状，慢性肾病看上去发生比较突然，但通常疾病已经进展好多年了。

每个肾大约有 100 万个称为肾单位的微小过滤器。当其中一些肾单位损害或者停止工作时，健康的肾单位就会代偿工作。如果损害继续，越来越多的肾单位将会停止工作，到达一定程度时，肾就没有能力继续维持它的功能。

肾病具有家族性。如果您有肾病，鼓励您血缘较近的家庭成员进行肾脏检查，如果早期发现了肾病，应该开始治疗以便减慢或停止肾损害。

慢性肾病的症状有哪些？

一些人开始出现临床表现是出现在肾功能出现异常的几个月之后，很多人长达 30 年或者 30 年以上都没有临床症状，这被称为疾病的"静止状态"。

随着肾损害越来越重，您可能会：

- 尿量少于平时。
- 组织出现水肿。

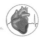

- 感觉非常疲惫。
- 食欲减退或出现不可预期的体重下降。
- 感觉恶心或者呕吐。
- 嗜睡或者失眠。
- 头痛或者思考能力下降。
- 口中有金属味。
- 有严重瘙痒。

您也许能够通过服用药物和改善生活方式来阻止肾进一步损伤。为了取得更好的治疗结果，您需要与您的医生成为伙伴，严格执行治疗方案。

慢性肾病有哪几个阶段?

　　根据肾功能可以将肾病分为 5 个阶段(见后面的表)。为判断目前您的肾病所处阶段,医生会检查您的肾滤过血液的能力,也称为肾小球滤过率(GFR)。医生需要根据您的化验结果和您的体重、年龄、种族、性别来计算 GFR。

　　医生可能每年会为您进行肌酐测试来估算肾小球滤过率。当您的肾无法正常工作时肌酐会积聚在您的血液里。

如何减慢肾病进展?

　　肾病的所有阶段中,您都可以采取措施减慢或停止肾损害,从而保持健康:

- 遵循有利于肾脏健康的饮食计划。营养师可以帮您制订一个包含适宜数量的钠、液体和蛋白质的饮食计划。
- 每天锻炼。和您的医生一起制订一个适合您的锻炼计划。
- 避免服用损伤肾的药物,如非甾体抗炎药(NSAIDs)。NSAIDs 包括布洛芬和萘普生。
- 不要让自己脱水。腹泻、呕吐或发烧时马上就诊。在锻炼或炎热天气时也应注意。

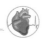

- 不吸烟或使用其他烟草制品。
- 不喝酒或使用非法药物。
- 咨询医生有关血压控制的问题。
- 如果有糖尿病，需要控制血糖。
- 咨询医生有关降低冠心病风险的问题。

何时应该到肾病专科就诊？

当您的肾功能恶化时（糖尿病患者肾小球滤过率低于 60 ml/min，非糖尿病患者肾小球滤过率低于 30 ml/min），您的医生可能会将您转诊到肾内科或肾病专家那里。肾病专家能够治疗肾病和其他导致肾功能恶化的疾病。

如果您需要透析或肾移植，肾病专家能够帮您做相关的医疗准备。

肾病如何分级？

肾病分级基于 GFR 数值。GFR 越低，肾功能越差。

慢性肾病分级

分级 （或阶段）	具体描述	GFR （ml/min）	临床意义
1	肾功能正常，高 GFR	≥ 90	• 医生会试图找到肾损害的原因并开始治疗 • 将血压控制在 130/80 mmHg。如果有糖尿病，控制血糖 • 定期就诊进行检查

续表

分级 （或阶段）	具体描述	GFR （ml/min）	临床意义
2	肾损伤，GFR 轻度降低	60～89	● 医生评估疾病进展速度 ● 控制血压和血糖水平 ● 继续就诊进行治疗和化验
3	GFR 中度 降低	30～59	● 医生会检查您的并发症，如 贫血和骨骼疾病，如果有必 要，开始相关治疗 ● 继续就诊进行治疗和化验
4	GFR 严重 降低	15～29	● 如果肾功能进一步衰竭，选 择其他治疗方案 ● 继续就诊进行治疗和化验
5	肾衰竭	＜15	● 开始透析治疗或肾移植 ● 继续就诊进行治疗和化验

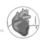

如何进行肾功能检查？

您的肾工作情况被称为肾功能。慢性肾病可能不会出现症状直到您的肾功能降低到一定水平。检查非常重要，可以帮助您的医生了解：

- 您的肾病是急性发作还是慢性的。
- 导致肾损害的原因。
- 最佳治疗方案是什么。
- 治疗是否有效。

如果您有肾病，规律的肾功能检查非常重要，规律的检查有助于延缓或阻止疾病的发展。

肾功能的监测

尿液检查可测量尿中有多少蛋白质。正常来说，尿中可以含有少量或者不含蛋白质。肾病可能导致尿中蛋白质增多。尿液检查包括以下几项：

- 尿液分析（UA）。
- 随机或新鲜尿液检查，可以检测总蛋白和尿微量蛋白（一种蛋白质的类型）。

- 24 小时尿检查，搜集 24 小时内所有排出的尿液。这个检验和过去相比已经很少使用了。

血液检查能够测量血液中一些物质的变化水平。这些检测结果可以帮助医生评估您的肾功能是否正常。

- 肌酐检查用来测量一种叫做肌酐的代谢废物在血液中的水平。当肾病加重时，血液中的肌酐水平就会升高。临床医生或检验科医生可以通过您的血肌酐结果来估计您的肾小球滤过率即 GFR。GFR 能帮助医生判断您的肾功能情况。肾病分期基于 GFR 水平。
- 您也可以进行其他的血液检查，如空腹血糖水平、甲状旁腺激素、血尿素氮和电解质。

影像学检查可以提供您肾脏的图像，来帮助医生了解您的肾功能情况。

- 肾脏超声可以测量肾脏大小，帮助您的医生估计您患肾病的时间。医生也能检查尿液从肾中流出时是否受阻。
- 血管超声或肾脏血管的造影用于发现堵塞或者狭窄的血管。堵塞或狭窄的血管使血流经过肾时速度减慢，这可能导致肾损害或者高血压。

应多久做一次肾功能检查？

您需要多久做一次肾功能检查？一部分取决于您是否有

其他情况，如果您有高血压、心脑血管疾病（如心脏病或脑卒中）、糖尿病和家族遗传病史，您患肾病的可能性更大。如果您有上述一些情况但是还没有得肾病，您的医生会建议您每年做一次检查。

如果您已经被诊断为慢性肾病，您的医生将会定期规律地建议您检查肾功能。请确保遵从执行您所有的治疗方案。与您的医生成为相互信任的伙伴，以减慢或者阻止慢性肾病的进程。

肾病患者如何控制血压？

高血压是导致慢性肾病的主要原因之一。慢性肾病也会导致高血压。无论是高血压还是肾病两者谁先出现，高血压会逐渐损伤肾内的小血管。如果您有高血压，降低血压至关重要。

高血压导致肾病

血压太高将损害整个身体内的血管，它导致流向肾内的血液减少。高血压也损害了肾内的微小的过滤器。因此肾不能有效滤过血液，您的体内就会开始出现液体潴留，血液中的代谢废物堆积，多余的液体积聚在您的血液中，您的血压会进一步升高。

健康的肾可以帮助血压维持在正常范围内。但当肾受损时，可能就不能发挥这一作用。这就是为什么肾病患者通常患有高血压，即使之前没有高血压病史。

高血压被称为"沉默杀手"。如果您有高血压，您可能没有过不适感觉。但即使高血压不导致您有临床上的不舒服症状，它也在导致机体严重损害，这就是降低血压的重要性所在。

控制血压的方法

肾病患者的推荐血压值为＜ 130/80 mmHg，可采取许多方

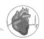

法降低血压从而减慢或停止对肾的损害：

- **坚持服药**：您可能需要一种以上的药物降低血压。如果您随意停药，血压就会升高。如果您对所服用药物有疑问，请咨询您的医生。

- **饮食合理**：遵循合理的饮食方式有利于您的肾脏健康，还可以降低饮食中的饱和脂肪酸含量。大多数肾病患者需要限制盐（钠）、液体和蛋白质的摄入。营养师和医生可以帮您制订合理的饮食计划。

- **保持健康体重**：如果您的腰围偏大的话，降低 4.5 kg 体重可以帮您降低血压。

- **锻炼**：每周至少进行 2.5 小时中等强度锻炼。每天进行 30 分钟或更长时间的活动最好。散步是大多数人可以进行的一种较好的锻炼方式。多活动能够帮助您降低血压，同时保持健康体重和降低胆固醇。在制订锻炼计划前咨询您的医生。

- **避免或限制饮酒**：关于您能否饮用任何酒精饮品，请咨询您的医生。

- **其他促进肾脏健康的方法：**
  - 降低胆固醇。胆固醇水平须低于 5.17 mmol/L（200 mg/dl）。如果您的血胆固醇较高，您的医生可能会给您开降脂药物。
  - 遵循治疗方案。按时进行每次检查和化验。如果您在服用药物期间有任何问题，请咨询您的医生。告知您的医生您所服用的所有药物、维生素、中药和补充剂。

○ 购买非处方药前咨询医生。有的减轻充血的药物和止痛药，如布洛芬，可以使您的血压升高或损害您的肾。

- **不吸烟或使用任何烟草产品**：如果您需要帮忙戒烟，请咨询医生有关戒烟计划和药物的问题，这样可以提高您戒烟的成功率。

肾病患者如何降低胆固醇？

很多人在患有慢性肾病的同时存在高胆固醇血症。如果您控制好胆固醇，您就能阻止因为肾病而出现的问题。

高胆固醇能损害肾脏血管，从而引发一些问题。当您身体中的高胆固醇损害其他血管时，比如心脏血管，就会增加您患心脏病和脑卒中的风险。

您可以通过健康饮食、运动和药物来降低您的胆固醇水平。如果您患有高胆固醇血症，咨询您的医生采取治疗措施来降低胆固醇水平。

"降脂"目标

您的医生将会为您制订一个"降脂"目标。这个目标的制订依据您的健康状况、家族病史和患心脏病的风险。通常需要注意以下目标：低密度脂蛋白胆固醇（"坏"胆固醇）、高密度脂蛋白胆固醇（"好"胆固醇）和总胆固醇。

利用治疗性生活方式改变来降低胆固醇

按照营养师为您制订的饮食计划来做。您的饮食计划将会使您需要的热量和您需要限制的食物如钠、液体和蛋白质之间达到平衡。咨询您的医生怎样能将治疗性生活方式改变（TLC）计划添加进来以便帮助您降低胆固醇。即使您现已服用降低胆固醇的药物，健康饮食仍是相当重要的。

遵循以下 TLC 计划

- **食用健康食物**：多食用瘦肉、低脂乳饮品、水果、蔬菜、健康的油（诸如植物油）。
- **加强运动**：配合好您的医生完成适合您的锻炼计划，包括每一项活动。
- **如有需要应减肥**：减轻 5 ～ 10 kg 就会使胆固醇降下来。低脂、低胆固醇的饮食，加上运动、食用更少热量会帮助您减肥。
- **禁止吸烟**：吸烟能够降低高密度脂蛋白胆固醇或者其他"好"胆固醇，吸烟也会损害心脏和血管。

药物降低胆固醇

您可以使用药物来降低低密度脂蛋白胆固醇水平，同时药物也能提高高密度脂蛋白胆固醇水平。常用的他汀类药物有洛伐他汀、普伐他汀和辛伐他汀。您的医生也可能使用其他药物来降低胆固醇，这些药物和他汀类药物同时使用，包括：

- 降胆宁。
- 依折麦布。
- 非诺贝特。
- 烟酸。

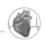

肾病患者应当避免使用哪些药物？

　　肾具有清除或滤过血液中代谢废物的功能，帮助机体维持液体和化学物质的平衡。如果您有肾病，肾就不能有效滤过血液。代谢废物在血液中堆积从而导致疾病。

　　但您可以采取相关措施避免对肾造成损害。

　　例如，当有肾病时，您要谨慎服用药物。一些药物会损害肾。这些药物可能导致肾衰竭，也就意味着肾会停止工作。

避免非甾体抗炎药和其他药物

　　大多数有肾病的患者应避免服用非甾体抗炎药，它属于止痛药，某些非甾体抗炎药为非处方药，某些为处方药。非甾体抗炎药包括：

- 塞来昔布（西乐葆）。
- 布洛芬。
- 萘普生。

其他损害肾的药物包括降压药和减肥草药。

　　告诉您的医生您所服用的全部药物和草药，确保它们的安全性。

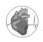

如何配合治疗?

某些时候很难做到记录您所有的药物,尤其当您服用多种药物时,通过咨询您的医生,您可以确保服药安全,并避免应用对您有害的药物。以下是一些重要建议:

- 您的医生了解您服用的全部药物。包括非处方药(OTC)、处方药、草药、维生素和补充剂。
- 提供近期服用药物的清单。每次就诊或到另一位医生那里看病时带着清单。医生会让您避免使用某些药物或调整剂量。
- 服用任何新的药物或草药前首先咨询医生。
- 咨询医生是否可以服用除非甾体抗炎药外的其他具有止痛作用的药物。
- 严格遵医嘱服药,并且按照说明书服药。
- 告诉您所有的医生和其他医务人员您有肾病,这能够帮您避免应用会造成肾损害的药物。

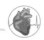

什么是卒中？

　　当给大脑供血的动脉发生破裂或被血凝块阻塞时便会引起卒中的发生。在数分钟之内，那个区域的神经细胞就会受到损伤，数小时之内它们可能死亡。卒中之后，由受损的大脑区域支配的那部分身体功能会发生改变。

　　如果您有卒中的症状，您需要立即治疗，正如您发生心脏病时一样。如果在您察觉卒中症状后立即开始治疗，则受到永久损伤的脑细胞会减少。这可以会减少更多的生理和心理问题。

什么会导致卒中？

卒中可分为两类。

- **缺血性卒中**：是由于大脑的供血减少所致。颅内动脉阻塞、心脏或其他一些疾病可引起部分脑组织不能获得充足的血液。
- **出血性卒中**：是由于颅内动脉渗漏或破裂，引起颅内出血。

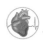

卒中有什么症状？

卒中的症状包括：

- 面部、手臂或腿，尤其是半边身体，突然出现麻木、刺痛、乏力或不能活动。
- 突然发生视力改变。
- 突然出现言语障碍。
- 突然不能理解简单的句子。
- 突然出现行走障碍或不能保持身体的平衡。
- 突然出现和以往不同的剧烈头痛。

什么是短暂性脑缺血发作？

在发生卒中之前，您可能发生一次或更多次短暂性脑缺血发作。短暂性脑缺血发作意味着您可能会很快发生卒中。

短暂性脑缺血发作常被称为小卒中，因为它的症状与卒中相似。但与卒中症状不同的是，短暂性脑缺血发作的症状持续时间短，通常在 10 ～ 20 分钟内消失，有时会持续更长时间。如果您有任何卒中症状，请立即进行治疗。

如何诊断卒中？

当出现症状之后您应该立即去医院。如果卒中诊断得早，医生可应用一些药物帮助您较好地恢复。

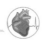

医生需要做的第一件事是判断您得的是哪种类型的卒中。这点非常重要，因为如果将用于治疗缺血性卒中的药物用来治疗出血性卒中将是致命的。

为了诊断是哪种类型的卒中，医生会给您进行头部的CT检查，可以显示出血灶或梗死灶。医生也有可能会开一些其他的检查。

如何治疗？

缺血性卒中： 医生会尽量恢复或改善您的脑部血供。如果症状出现后您很快到达医院，医生可能会给您开一些溶解血栓的药物。其他还包括一些预防血栓和缓解症状的药物。

出血性卒中： 治疗出血性卒中难度很大。包括监测、控制大脑的出血和血压。医生会进行一些治疗使您的身体功能恢复正常，尤其是血压。

在急性期治疗之后，医护人员会将注意力集中在预防卒中复发和肺炎等并发症上。您也应该立即开始卒中康复治疗。卒中康复治疗是帮助您重新恢复因卒中而丧失的功能和技能的训练和治疗。

如何预防卒中？

为了预防卒中，请治疗您的所有疾病。与此同时，保持健康的生活方式可以减少卒中发生的风险，改善您的整体健康状况。

- 高血压、高脂血症和糖尿病都是卒中的危险因素。如果您患有其中任何一种疾病，与医生共同合作治疗它们。
- 请勿吸烟，也不要让其他人在您身边吸烟。
- 男性每天的饮酒量限定在 2 标准杯，女性限定在 1 标准杯。
- 控制体重。
- 适当锻炼。
- 吃胆固醇、饱和脂肪酸和盐含量低的健康食品。多吃水果和蔬菜。一个月至少吃一次鱼。

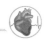

什么是卒中康复？

　　发生卒中时，部分大脑受损。但是大脑是一个能够适应的神奇器官。卒中康复计划是帮助您康复并且预防再次卒中的最佳方法。

　　发生卒中之后的前几个月，是您康复的最佳时机。因此，利用卒中康复计划所能提供的一切资源十分重要。只有这样，您才可能康复和预防再次卒中。

　　卒中后康复可能很困难，因此保持积极乐观的态度非常重要。在前几周和前几个月您可以看到明显改善，重要的是需要坚持几年，才能看到远期效果。

卒中治疗团队由哪些人组成？

　　您和您的家人、至爱亲朋和健康照顾者是您卒中康复团队的最重要组成人员。您的团队还会包括卒中康复专业的医生和护士以及下列专业人员：

- 物理治疗师，帮助恢复您的运动、平衡和协调功能。
- 作业治疗师，帮助您练习吃饭、洗浴、穿衣、写字和其他日常生活活动。
- 语言治疗师，帮助您进行语言和吞咽训练。

- 娱乐治疗师，帮助您恢复您喜爱的活动。
- 心理治疗师或咨询师，帮助您处理情感问题。
- 膳食师，指导您吃健康食物。
- 职业顾问，帮助您返回工作岗位或找到工作。

卒中后的对策

卒中后康复可能意味着家庭、工作和人与人之间关系的改变。

- 卒中后首先感到悲伤或绝望是正常的。但是如果一直如此，则要与您的医生进行讨论。您如果抑郁，则要接受治疗。
- 咨询您的医生后，您才可以开车。
- 运动要积极，但循序渐进。如果可以，每天都要步行一会儿，感到疲倦时，要休息会儿。
- 取得情感上的支持。与其他卒中患者交流，找到解决问题的办法。
- 让您的亲朋好友加入到您的治疗中，寻求他们的各种帮助。

药物

为了防止再次发生卒中，您可能需要多种药物来治疗高血压、高胆固醇血症或血栓。您的医生也可能给您开一些治疗抑郁、疼痛、睡眠障碍、焦虑或兴奋的药物。严格按医嘱用药。如果您在用药方面有任何问题，要联系您的医生。不要在没有征得医生同意的情况下，使用非处方药物或中草药。如果您正在使用预防血栓和再次发生卒中的稀释血液的药物，要做到：

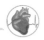

- 告诉您的牙科医生、药剂师和其他医务人员您在使用稀释血液的药物。
- 留意不寻常的瘀斑或出血，如尿中有血、大便变红或黑、鼻腔或牙龈出血。
- 如果您正在使用华法林，则应当定期检查血液，了解您的凝血时间，帮助您的医生调整您的用药剂量至安全水平。

预防再次发生卒中

卒中后，您有发生再次卒中的风险，尤其是您有高血压、心脏病、高胆固醇血症、糖尿病或肥胖时。吸烟和过多饮酒或饮含咖啡因饮品也可以增加发生卒中的风险。

预防再次卒中应当做到：

- 按医嘱使用所有的药物。
- 定期参加运动。您的医生可以为您提出安全运动的建议。
- 限制食用过多的咖啡因、动物脂肪、糖和经过加工的食品。
- 多吃水果、蔬菜和高纤维食物。
- 如果您吸烟，要戒烟，并且避免二手烟。
- 限制您的饮酒。

对家庭成员和照顾者的建议

- 加强家庭安全建设。整理会引起患者摔倒的地毯和家具，在浴缸或淋浴间内放置带扶手的椅子。

- 告诉亲朋好友能够做的事情，以及需要何种帮助。

- 经常邀请亲朋好友进行交流。要鼓励患者多做些集体娱乐活动，如打牌或棋牌游戏。

- 如果您有能力，可以请家庭医疗保健团队来帮助患者康复，或者聘请护理人员。

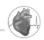

什么是短暂性脑缺血发作?

短暂性脑缺血发作是指到大脑部分的血流短时间中断。短暂性脑缺血发作貌似卒中,但是通常只是持续几分钟。与卒中不同,短暂性脑缺血发作并不引起持续脑损害。但短暂性脑缺血发作可以是一个严重的警告标志,提示您将来很有可能发生卒中。

如果您认为您正在发生短暂性脑缺血发作,则呼叫"120"或当地急救电话。早期治疗可以帮助防止发生卒中。如果您认为您正在发生短暂性脑缺血发作,虽然您的症状已经消失,您仍然需要立即去医院。因为此时您可以采取预防卒中的方法。

短暂性脑缺血发作有哪些症状?

短暂性脑缺血发作症状来得很迅速,包括:

- 突发的刺痛、麻木、无力或您的脸、手臂或腿运动丧失,尤其是一侧身体。
- 突发的视力变化。
- 突发的说话困难。
- 突发的神志不清或无法理解简单的语句。

- 突发的步行或平衡障碍。
- 突发的不同于过去的剧烈头痛。

您的亲朋好友和同事需要了解短暂性脑缺血发作的表现。在您发生短暂性脑缺血发作时，他（她）们可能注意到这些表现。要明确，如果出现这些表现，他（她）们可以呼叫"120"（或"999"）。

短暂性脑缺血发作有哪些原因？

血栓是短暂性脑缺血发作的最常见原因。血栓形成是由于高血压、高胆固醇血症或动脉硬化（动脉粥样硬化）损伤血管所致。心脏节律异常也可以导致血栓。到大脑部分的血流短时间中断时，中断区域内的脑细胞在几秒之内受到影响，导致这些细胞控制的相应机体部分出现症状。一旦血栓溶解，症状很快消失。有时候短暂性脑缺血发作可以由于血压突然下降造成大脑供血减少所致，称为"低血流"短暂性脑缺血发作。它不如血栓引起的短暂性脑缺血发作常见。

诊断短暂性脑缺血发作需要做哪些检查？

您的医生会用检查评估您的心脏和血管。您可能需要做下列检查：

- 显示您的大脑和血管的影像检查，如CT、磁共振血管成像或血管造影术。

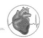

- 评估您血流的检查，如多普勒超声检查。
- 评估您的心脏结构和血流的超声心动图检查。
- 评估您心脏节律的心电图检查。
- 您的医生还会做一些其他检查来评估引起您的症状的其他原因。

如何治疗短暂性脑缺血发作？

如果您已经发生短暂性脑缺血发作，您的医生会开始应用防止发生卒中的治疗。您可能需要使用几种药物。如果您的颈部血管（颈动脉）检查显示血管严重狭窄，您可能需要做称为颈动脉内膜剥脱术的外科手术来扩大血管腔，帮助防止血栓继续阻断您的大脑血流。

另一种手术称为颈动脉支架术，是医生将一种称为支架的小管状装置放入您的颈动脉来扩大血管腔。

如何预防短暂性脑缺血发作？

您可以做很多事情来减少发生短暂性脑缺血发作或卒中的机会。药物可以帮助，您还可能需要改变生活方式。

- 与您的医生配合，控制您的血压和胆固醇。
- 如果您有糖尿病，保持您的血糖在指定范围内。
- 遵照医嘱，每天使用阿司匹林或其他药物。
- 严格遵照您的医生的医嘱使用药物。
- 吃对心脏健康有利的食物，包括多吃鱼、水果、蔬菜、豆类、高纤维的谷物和面包以及橄榄油。

- 多参加运动，减少各种压力。
- 保持健康的体重。
- 如果您吸烟，要戒烟，还应当避免二手烟。
- 如果您饮酒，要适度，即男性每天2标准杯，女性每天1标准杯。超过这个限度，会增加您发生卒中的风险。

什么是血糖读数？

血糖读数是什么？

血糖读数显示血液里的含糖量。血糖检测可以用于：

- 筛查糖尿病。
- 检查糖尿病治疗方案是否有效。
- 筛查妊娠期间发生的糖尿病（妊娠期糖尿病）。
- 检测低血糖或高血糖。

血糖正常读数是多少？

血糖测试有好几种，不同的实验室血糖正常值范围各异。

可以咨询医生异常血糖值的含义以及您的症状及其他健康问题。

正常成人血糖正常值：

未进食时（空腹血糖）	≤ 5.3 mmol/L（100 mg/dl）
饭后2小时	≤ 7.7 mmol/L（140 mg/dl，50岁或以下） ≤ 8.3 mmol/L（150 mg/dl，50～60岁） ≤ 8.9 mmol/L（160 mg/dl，60岁或以上）

随机血糖	取决于上一餐的时间和量，一般而言，餐前或晨起时 4.4 ～ 6.6 mmol/L（80 ～ 120 mg/dl），就寝时 5.3 ～ 7.7 mmol/L（100 ～ 140 mg/dl）

异常血糖的原因是什么？

高血糖的原因：

- 糖尿病或糖尿病前期。
- 特定药物的影响，如糖皮质激素。

低血糖的原因：

- 特定药物的影响，尤其是降糖药。
- 肝病，如肝硬化。

少数情况下，高血糖或低血糖由其他影响激素水平的疾病引起。

糖尿病前期或糖尿病的诊断

血糖为机体提供燃料。通常情况下，进食后血糖小幅升高。这时胰腺就会释放胰岛素。胰岛素是一种激素，可以协助机体利用血糖以及控制血糖。

糖尿病或糖尿病前期通常意味着机体分泌胰岛素或利用胰岛素的能力出现问题。这意味着血糖可以升得很高。随着时间的推移，高血糖可以损害眼、肾、神经以及血管等。

糖尿病前期是指血糖高于正常，但没有高到诊断糖尿病的地步。如果不治疗，糖尿病前期也许会发展为糖尿病。

- 未进食时的血糖（空腹血糖）介于 5.3 ～ 6.9 mmol/L（100 ～ 125 mg/dl）之间，则表示处于糖尿病前期。

糖尿病是一种终身疾病状态，这种状态下糖滞留于血液中而不是进入细胞内以供能。如果在至少两个不同的日子里出现以下情况，则表示有糖尿病：

- 空腹血糖为 7.0 mmol/L（126 mg/dl）或以上。
- 糖耐量试验 2 小时血糖值为 11.0 mmol/L（200 mg/dl）或以上。
- 糖化血红蛋白值为 6.5% 或以上（糖化血红蛋白检测过去 2 ～ 3 个月内血糖的平均水平）。
- 随机血糖为 11.0 mmol/L（200 mg/dl）或以上，并且合并糖尿病症状，如口渴、多尿、体重下降等。

关于血糖读数及糖尿病诊断的更多信息，可以咨询医生。

什么是 1 型糖尿病?

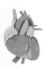

1 型糖尿病是一种终身性疾病，发生于胰腺停止分泌胰岛素时。胰岛素是一种激素，它能使血糖从血液进入人体细胞。细胞利用糖供能或者储存糖以备后用。如果糖无法从血液进入细胞，那么血糖就会变得很高，细胞也将无法正常工作。另外，高血糖本身也能引发严重的问题。

1 型糖尿病可发生于任何年龄。但是典型的 1 型糖尿病发生于儿童和年轻人，通常在 30 岁之前发病。因此，1 型糖尿病过去常被称为儿童糖尿病。它也称为胰岛素依赖型糖尿病，因为 1 型糖尿病患者需要每日注射胰岛素。

症状是什么?

1 型糖尿病的症状通常发生得很快，一般几天至几周的时间。症状常在某种疾病（如流感）后被首次发现。糖尿病早期信号容易被忽略，警惕以下症状：

- 多尿。
- 口渴。
- 饥饿。
- 体重下降。

随着血糖水平升高，症状变得容易被发现：

- 视物模糊。
- 乏力、困倦。
- 呼吸加快。
- 呼吸带有强烈的水果味。
- 饱腹感。
- 腹痛。
- 呕吐。
- 皮肤潮红、皮温高、皮肤干燥。

1 型糖尿病如何治疗？

治疗主要集中在使血糖水平尽可能接近目标范围。如果做到以下几点，就能控制好血糖：

- 遵循医生或注册营养师制订的饮食计划。
- 注射胰岛素。
- 遵循医生制订的锻炼计划。
- 记录日常血糖谱。每次看病时携带血糖谱。许多血糖仪都能回看过去几天、几周甚至几个月的血糖值，这有助于发现如何改善血糖的控制。

什么是 2 型糖尿病的糖尿病前期?

2 型糖尿病是一种终身性疾病，发生于体内无法制造足够的胰岛素或者无法正常利用胰岛素时。胰岛素是一种激素，它能使食物中的糖从血液进入体内细胞作为能量而被利用。如果没有足够的胰岛素，糖就无法进入细胞，而是滞留于血液中。

随着时间进展，2 型糖尿病的高血糖能引发诸多问题，如心脏病、卒中、神经损害以及肾脏疾病。2 型糖尿病可以在家族中遗传。改变生活方式可以预防或延缓 2 型糖尿病的发生。

糖尿病前期是一种提示发生 2 型糖尿病风险的警惕信号。糖尿病前期又被称为**糖耐量受损**或**空腹血糖受损**。大多数 2 型糖尿病患者首先出现糖尿病前期。而大部分糖尿病前期患者将继续发展为糖尿病，尤其当他们不采取预防措施时。

控制体重、平衡膳食、规律运动都能阻止糖尿病前期发展为糖尿病。

哪些因素增加患糖尿病的风险?

危险因素包括：

- **家族史**：如果您有父母、兄弟或姐妹患 2 型糖尿病，那么您患该病的可能性将增加。

- **种族背景**：非洲裔、西班牙裔、美洲原住民、亚洲裔以及太平洋岛民患 2 型糖尿病风险较高。
- **年龄**：年龄越大，越容易患 2 型糖尿病。不过，有越来越多的儿童患该病。
- **妊娠期糖尿病或产巨大胎儿史**：得过妊娠期糖尿病（妊娠期间发生的糖尿病）的妇女或者生育体重超过 4 kg 婴儿的妇女患病风险较高。
- **多囊卵巢综合征**：患多囊卵巢综合征的妇女更可能患糖尿病前期或 2 型糖尿病。

居家自我呵护

假如患有糖尿病前期：

- **限制热量、甜食以及不健康脂肪的摄入量**：医生以及糖尿病专家可以指导如何正确饮食以保证血糖正常。
- **必要时减肥**：轻微的体重下降也是有益的。
- **争取每周锻炼 2.5 小时**：每天增加一点儿运动量。如果愿意的话，游泳、骑单车或散步都行。
- **控制胆固醇摄入量。**
- **尽量把血压控制在 130/80 mmHg 或以下**：运动、健康饮食和（或）用药可以帮助达标。
- **戒烟**：戒烟可以降低 2 型糖尿病和心脏疾病的患病风险，也可以避免其他加重糖尿病的因素。戒烟同样可以降低心脏病发作和卒中的风险。如果戒烟需要协助，可以咨询医生关于戒烟的计划和用药，这能提高患者终身戒烟的可能性。

- **必要时用药：** 医生也许会推荐二甲双胍（一种糖尿病药物）来减少肝的生糖量。如果对药物有疑问，及时与医生联系。

- **定期复查：** 遵照医嘱按时复查是很重要的。定期检查如血糖、血压、胆固醇等指标很有必要。

免疫接种预防疾病可以帮助血糖保持稳定。

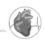

什么是 2 型糖尿病?

什么是 2 型糖尿病?

2 型糖尿病是一种终身性疾病,发生于体内无法制造足够的胰岛素或者无法正常利用胰岛素时。胰岛素能使食物中的糖从血液进入体内细胞,使其作为能量而被利用。

如果缺乏胰岛素,糖就无法进入细胞发挥正常作用,而是积累在血液里,这样血糖水平就会很高。

随着时间进展,高血糖能破坏血管和神经。同时并发眼部、心脏、血管、神经、肾脏疾病的风险也会提高。

症状是什么?

有些患者没有症状。如果血糖过高或过低则可能会有症状。

高血糖

高血糖通常发生于几小时或几天之内。通常都会有充足的时间处理高血糖,因此可以避免紧急事件。症状包括口渴加重、尿多加重、体重下降以及视物模糊。

高血糖有时因为未服用降糖药、进食过多、精神紧张、生病或服用其他药物如糖皮质激素而发生。

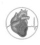

低血糖

低血糖通常很快发生。所以一定要警惕低血糖，以利于快速处理。

症状包括：出汗、无力、发抖或饥饿感。血糖进一步降低，则出现注意力不集中、吐字不清、视物模糊，也有可能出现昏迷（意识不清）。

低血糖的原因包括服用过量的降糖药物、进食不足而剧烈运动、酗酒。如果您在服用降糖药，同时在减肥、不吃饭或生病了，同样也可能发生低血糖。极低血糖一般只见于注射胰岛素的患者。

随身携带一些快速升糖食品，这些食品可以在 15 分钟内提升血糖，包括硬糖、葡萄糖片、果汁、葡萄干等。

如何治疗糖尿病?

治疗糖尿病的关键在于把血糖控制在安全范围，又被称作控制目标。控制好血糖，可以避免或延缓糖尿病引发的长期问题。

治疗糖尿病，也许需要使用一种或多种药物。如果药物不见效，可能需要注射胰岛素。在家里同样需要监测血糖。

检查也是治疗的重要部分。糖化血红蛋白检测可以测定过去 3 个月血糖的平均水平。医生可以根据这项结果酌情调整治疗方案。

还可能需要做一些其他检查来确定眼、肾和心脏是否健康。同样需要检查的还有血压和血脂，以上两者水平升高会加大发生糖尿病并发症的可能性。

在家里能做什么？

- **健康饮食**，尽量把碳水化合物平均分配到整日的饮食中。碳水化合物比其他营养素更能影响血糖。它存在于面包、谷类、蔬菜、水果、牛奶、酸奶以及像糖果和蛋糕之类的甜食中。

- **如果正在服用降糖药物**，用药量请遵循医嘱。未经医生许可，不得擅自停用或更改降糖药。

- **按照医生建议测量和记录好血糖。**这些记录可以帮助医生判断病情如何以及是否需要调整治疗方案。

- **1 周至少保证 2.5 小时的中等量活动时间。**比如说一周内至少五天保持 30 分钟的活动时间。散步是不错的选择，也可以尝试跑步、集体运动等其他项目。

- **限酒。**美国糖尿病协会推荐女性糖尿病患者 1 天最多饮 1 份酒，男性糖尿病患者 1 天最多饮 2 份酒。

- **戒烟。**如果戒烟需要协助，可以咨询医生关于戒烟的计划和用药，这能提高患者终身戒烟的可能性。

- **采取措施预防糖尿病合并症。**与医生协作，共同管理好血压和血脂，可以和医生商量一下足部体检和其他方面的检查。同时还可以咨询医生服用小剂量的阿司匹林是否合适。

- **请随时戴上疾病身份识别卡。**如果出现意外事件，这张卡可以让他人知道您是糖尿病患者。

- **制订病假计划。**请和医生配合制订一份关于生病时该怎么做的计划。您的血糖会根据病情以及是否能控制好饮食而发生改变。

寻求帮助与支持

这么多需要学习和改变的地方，也许您会有些不知所措。可以向家人或朋友倾诉您的感受，必要时，请向他们寻求帮助。

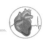

糖尿病患者应进行哪些基本检查？

定期检查和接种疫苗可以帮助保持身体健康，并可以防止糖尿病带来的问题，这是糖尿病治疗的基础。可以询问医生您需要哪些检查以及其所带来的益处有哪些。

糖化血红蛋白

糖化血红蛋白检测可评估过去 3 个月的平均血糖值。它可以帮助跟踪血糖的长期控制情况。大多数医生认为糖化血红蛋白是判断糖尿病控制情况的最佳指标。首次诊断糖尿病时可能会检测该指标，初诊 1 年内还会再监测至少 2 次。进行糖化血红蛋白检查时不需要空腹。

足部检察

随着时间的推移，高血糖会损伤足部神经和全身血管，并影响抵抗感染的能力。早期治疗轻微的足部损伤能防止它进展为严重病变。

每天用镜子至少检查双足一次。如果看不清楚，可以请人协助。检查是否有变色的皮肤、水疱、脱皮或皮肤破损、鸡眼、老茧、疮、嵌甲等。注意任何部位的刺痛或麻木。每次就医时

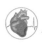

请医生检查足部。或许他会注意到您所忽略的足部病变。如果对足部病变有疑问，可以联系医生。

手也很容易受伤。为了保护手，做饭时应用手套或锅垫，并且避免接触热水。洗澡或淋浴时，记得用身上温度觉正常的部位来测试水温，例如肘部。不要用双脚来试温度。

一年至少要进行 1 次足部体检。医生会测试双足是否能感受到轻微的触碰或压力。如果某部位没有任何感觉，那么患糖尿病足溃疡的风险将会增加。

散瞳眼科检查

每位糖尿病患者都应定期进行眼科体检（也称为散瞳眼底检查）。糖尿病可以引起视力损害甚至失明等诸多眼病。等到自我感觉眼睛出问题时，也许眼部病变已经很严重了。眼科检查可以早期发现眼病症状，早期治疗有助于保护视力。若患有糖尿病，建议每年都进行眼科检查，如果医生建议的话，甚至频率会更高一些。

胆固醇和三酰甘油（甘油三酯）检测

医生会定期检查血液中脂肪或胆固醇的含量。高胆固醇可引起动脉阻塞、卒中和心脏病发作。糖尿病患者是心脏疾病的高危人群，而同时患糖尿病和高胆固醇血症的患者风险更高。糖尿病患者中，另一种脂质，即三酰甘油（甘油三酯）的水平可能比正常人更高，这可能会导致严重的问题，如胰腺损害（胰腺炎）。

微量白蛋白尿

这是一个尿液检查项目，可以检测由糖尿病引起的肾损害。微量白蛋白尿表明尿液里含有少量的白蛋白。这是肾受损的一种早期迹象。为了评估肾功能，可能需要更多的检查。

美国糖尿病协会建议糖尿病患者定期检查尿微量白蛋白。

- 对于 2 型糖尿病，初诊时需要检测，然后每年检测。
- 对于 1 型糖尿病，初诊后 5 年内需要每年检测。
- 如果是糖尿病患者，并且怀孕，也需要检测。

医生需要了解肾滤过血液的能力，这就是所谓的肾小球滤过率。医生会每年查肌酐值来估算肾小球滤过率。肌酐是一种化学物质，当肾功能受损时会堆积在血液中。医生会嘱咐留 24 小时尿来做检查。

牙科检查

糖尿病患者需要保护好牙齿，避免发生口腔感染或牙龈疾病等口腔病变。建议每半年进行牙科检查，如果医生建议，甚至频率会更高一些。如果牙齿或牙龈出现问题，请咨询牙科医生。

疫苗

建议糖尿病患者接种以下疫苗：

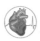

- **流感疫苗**：每年注射 1 次可以帮助抵御流感病毒。如果年龄大或者免疫功能不佳，那么该疫苗可能效果不好。然而，即使疫苗无法阻止流感侵入，它也能使病情减轻。像糖尿病这样的慢性病患者不可以用鼻喷疫苗取代注射疫苗，因为免疫功能紊乱时，鼻喷流感疫苗会诱发流感。

- **肺炎球菌疫苗**：大多数人只需要注射 1 次。糖尿病患者，尤其是同时合并心脏或肾脏疾病的患者，很有可能会出现严重病情，继而住院，最后死于肺炎。肺炎球菌疫苗或许无法阻止肺炎侵入，但注射后，即使患上肺炎，病情也可能不会那么严重。

- **乙肝疫苗**：接种 3 次该疫苗能预防乙型肝炎（乙肝）。乙肝病毒很容易通过感染者的血液或其他体液传播。这种疫苗适合 60 岁以下人群接种。若年龄大于 60 岁，并希望接种该疫苗，则需要咨询医生。

糖尿病患者如何检测血糖？

　　家庭血糖测试是实时测量您的血液含多少糖分（葡萄糖）。您可以在任何地方做测试。您需要的是一部血糖仪。

为什么要测试血糖？

　　之所以测试您的血糖如此重要，是因为：

- 您需要知道，什么时候您的血糖高或低，以防止突发事件。
- 您需要知道您的血糖是否总是太高，高血糖可引起心脏、神经和血管问题。
- 如果您需要使用餐前快速或短效胰岛素，您需要知道使用多少剂量。
- 您需要知道锻炼、饮食、压力和生病等因素是如何影响您的血糖的。
- 选择合适的第1次胰岛素注射剂量和安排或调整胰岛素剂量的方案表。
- 当您有症状的时候检查是否有高血糖或低血糖。

如何测试血糖？

您或许会用刺血针刺破手指、手掌或者前臂以获得血滴。在将测试条放在血糖仪后，将血液放在试纸上。血糖仪将在1分钟内或更快给出该次检测的结果。

每种血糖仪都是不同的。有一些可能需要更大的血滴，而有些需要小点的，应按照说明小心使用。

- 用温和的肥皂水洗手，并用干净的毛巾擦干。您还可以用酒精将取血处擦拭干净。
- 在钢笔大小的注射器上更换一个干净的针头。
- 从瓶中取出试纸条，盖上瓶盖。这样可以避免其他试纸条受潮。试纸有时储存在仪器内。
- 按照说明准备好您的血糖仪。
- 用针刺您的指尖侧面而非指尖。因为那样会更疼痛，而且可能不会得到足够的血液来做测试。一些血糖仪可以从您的手掌或前臂获取血液样本。
- 将一滴血放在试纸正确的位置之上。
- 用干净的棉球按在手指刺血处，这将有助于止血。
- 根据您的血糖仪指示获得测试结果。一些仪器只需几秒钟就能得到结果。
- 记录您的测试结果。您和您的医生将使用此记录来判断您的血糖是否经常在正常范围之内。您的医生也将依据结果来决定您的用药方案是否需要改变。

您应该多久检查一次呢?

您需要至少每天检查您的血糖一次。如果您使用胰岛素,您可能需要每天检查几次。请务必与您的医生商量此事。

血糖目标范围

美国糖尿病协会建议糖尿病患者的血糖保持在一定的水平范围。您的医生可能会给您设置一个特定的血糖范围。例如,如果您怀孕并患有糖尿病,您的血糖范围是与未怀孕人群不同的。

影响测试结果的因素有哪些?

很多因素会影响您的测试结果,包括:

- 食物的种类和数量。
- 疾病或情绪紧张。
- 吸烟。
- 饮酒。
- 药物,如避孕药和一些降压药。
- 生病或受到伤害。
- 运动。

糖尿病患者如何进行糖化血红蛋白测定？

糖化血红蛋白测定是一种简单的血液检查，检查红细胞内滞留了多少糖，这种检查又叫作 HbA1c 检查，简称 A1c 检查。大部分医生都认为 A1c 检查是判断糖尿病长期控制水平的最佳方式。

A1c 检查的含义是什么？

检查结果代表过去三个月内糖尿病的控制情况，通过这项检查医生可以调整糖尿病治疗方案（如有必要）。

这项检查同样可以提示以后患上肾衰竭、眼病或者下肢麻木等疾病的可能性。A1c 水平控制正常可以降低这些疾病的患病风险。

检查结果通常是以百分数表示。

美国糖尿病协会建议糖尿病患者的糖化血红蛋白控制在 7% 以内。如果 A1c 超过了 7%，则建议医生调整糖尿病治疗方案。

为了降低糖化血红蛋白，血糖需要降低，而有些糖尿病患者血糖控制过低会带来危害，因此医生需要制订最佳和最安全的糖化血红蛋白控制目标。

隔多久测一次糖化血红蛋白？

如果患有糖尿病，医生也许会建议每3～6个月复查一次糖化血红蛋白，取决于糖尿病的类型以及血糖控制水平。一般来说，糖化血红蛋白一年检查2～4次。可以咨询医生做这项检查的频率。如果您几次检查糖化血红蛋白控制水平都很好，则不需要频繁测定。

糖化血红蛋白测定需要空腹吗？

无需空腹。可以在白天任何时段，甚至餐后做这项检查。

为什么需要测定糖化血红蛋白？

假如您在家测血糖，您测定的是那个瞬间血糖的水平，血糖水平会随着饮食、运动以及药物的变化而变化。自我监测血糖可以帮助糖尿病的日常护理。例如，它可以帮助判断是否需要进食或者使用胰岛素。

糖化血红蛋白测试提供近三个月来的平均血糖水平。该结果不随饮食、运动以及药物的变化而变化，它可以帮助糖尿病的长期管理。假如糖化血红蛋白值很高，而某次血糖值测定正常，这通常表明，您需要在一天中的其他时段，如餐后检查血糖。糖化血红蛋白测试可以帮助医生判断总体治疗方案是否需要改变，它代替不了日常的血糖测试，但却提供重要的信息。

因此，每隔几个月测定一次糖化血红蛋白很重要。

糖尿病患者如何进行胆固醇筛查？

如果患有糖尿病，随着时间的推移，罹患心脏疾病等其他疾病的风险会增加，并且心脏病发作或卒中的概率会逐渐上升。

糖尿病患者中高胆固醇血症很常见。高胆固醇血症使血管阻塞，这对心脏是一种危害。

胆固醇筛查为何重要？

即使胆固醇很高，可能也不会有任何症状，因此需要定期检查血胆固醇，这是避免糖尿病并发症的一个办法。胆固醇筛查可以帮助医生早期发现高胆固醇血症。

如果糖尿病合并高胆固醇血症，定期复查有助于：

- 选择最佳治疗方案。
- 观察实际胆固醇水平与胆固醇控制目标之间的差距。
- 了解其他疾病风险，如心脏病。

如果正在服用降胆固醇的药物，定期检查有助于医生判断药物剂量是否需要调整。

记得询问医生隔多久复查，这取决于年龄以及胆固醇水平。

胆固醇如何检测？

胆固醇测定通过抽血完成。血样从手臂通过细针和试管抽取，扎针时可能会有刺痛。

根据胆固醇检测形式不同，检测前需要空腹 9 ～ 12 小时（可以喝水）。

医生需要了解近期的用药，因为药物或许会影响检测结果。

检测结果的含义是什么？

血脂检查结果显示不同种类的血脂的水平。包括：

低密度脂蛋白胆固醇：属于"坏"的一类，需要降低。高水平的低密度脂蛋白胆固醇增加心脏病风险。

高密度脂蛋白胆固醇：属于"好"的一类，需要提高。高水平的高密度脂蛋白胆固醇与心脏病风险降低有关。

总胆固醇：需要降低。

三酰甘油（甘油三酯）：一种脂质，同样需要降低。高三酰甘油同样增加心脏病风险。

如果在其他地方进行了胆固醇筛查，请咨询医生，讨论结果的准确性。

筛查结果可以帮助医生了解您患心脏病或卒中的风险。

糖尿病患者为什么要检测酮体？

假如机体内胰岛素不足，即使血糖很高，机体也无法利用葡萄糖，此时体内会通过分解脂质来供能。脂质被分解成一种酸，如果堆积在体内就会引发重要脏器的严重问题，这种酸称为酮体。当酮体升高，肾就会将它排入尿液。尿中含有大量酮体是糖尿病酮症酸中毒的信号，这是胰岛素缺乏的一种严重情况。

何时检测酮体？

- 胃部不适、呕吐或腹痛时。
- 疾病或感染时。
- 脱水时。
- 血糖高于 16.6 mmol/L（300 mg/dl）时。
- 错过服用降糖药时。
- 有明显的高血糖症状时。
- 怀孕时。怀孕期间记得询问医生酮体检测的情况。

高血糖的症状

如果**血糖轻度升高**您会感觉口干和多尿，尤其在夜里。皮肤可能会变得干燥和发热。如果**血糖中度升高**，呼吸可能

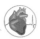

加速加深，呼气可能会有水果味，食欲可能会下降，有胃痛和呕吐，坐或站立时会感觉头晕虚弱，尿量也许会减少，尿色也许会加深，视物变得模糊。如果**血糖严重升高**，您的呼吸会变得很快很深，有强烈的水果味，疲倦，虚弱，甚至晕厥。心率会加快，脉搏会变得虚弱。这种情况非常危险。

如何检测酮体？

可以通过试纸片或药片来检测尿酮体。

- 在清洁容器内收集尿液标本。
- 按照试剂盒的说明书来操作。
- 如果试纸条颜色改变，或者药片滴入样本后，尿样颜色改变，则提示尿里有酮体。测试结果的范围从阴性至最多4＋或者是由低到高。阴性结果表示尿里没有酮体。如果酮体测试显示酮体水平在2＋或者是中等量，立即与医生联系，如果您开始感觉意识模糊即刻拨打"120"或其他急救电话。

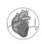

糖尿病患者为什么要进行眼的检查？

散瞳检查可以让医生检查到眼底，这项检查可以发现糖尿病视网膜病变等疾病。检查之前，医生会使用滴眼液使您的瞳孔扩大，这使得眼底检查更加容易。滴眼液完全散瞳大约需要15～20分钟。医生可能也会使用某种眼药水让双眼麻痹。

什么人需要做眼科检查？

每个糖尿病患者都应该定期检查眼睛。糖尿病可引发视力下降甚至失明等问题。糖尿病患病时间越长，就越容易发生眼部病变。发现眼睛有问题时，也许眼部损害已经很久了。系统性检查可以早期发现问题，早期治疗可以帮助保护视力。

糖尿病患者青光眼风险也会增加，因为眼内压力增高，这可能导致失明。眼部检查可以发现该问题。

多久检查一次？

糖尿病患者每年检查一次，或者频率还应更高（如果医生建议的话）。

如果眼部检查正常，医生可能考虑每2～3年而不是每年复检。但如果已经诊断糖尿病视网膜病变，则需要较频繁地检查。

眼科检查由谁来操作？

眼科医生： 眼科医生是诊断和治疗眼部病变、眼部外伤的医生。

执业验光师： 验光师是诊断和治疗视力问题和眼部疾病的健康专家。他们也可以常规检查视力并且配眼镜或隐形眼镜。验光师并不是医生，但许多验光师可以帮您进行筛查，只要您还未患上糖尿病视网膜病变。

散瞳检查之后会有怎样的反应？

散瞳剂会让您的眼睛有一阵刺痛感，口里会有药水味。检查后眼睛聚焦能力会下降并持续 6 小时，视近物通常比视远物更受影响。眼睛或许会畏光，戴墨镜有一定帮助。检查后数小时内请不要驾车。

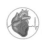
糖尿病患者如何进行尿微量白蛋白检测？

糖尿病可引起肾脏问题，或称为糖尿病肾病。此项检查可以检测肾损害的标志——尿微量白蛋白。微量白蛋白是一种通常在血液中存在的蛋白质。微量白蛋白尿表示尿液中存在少量的但却大于正常值的微量白蛋白。这是肾脏出问题的信号，需要早期发现。

什么导致微量白蛋白尿？

微量白蛋白尿最常见于糖尿病肾损害。然而，许多其他的疾病同样可引起肾损害，如高血压、心力衰竭、肝硬化和狼疮等。

为什么需要检查尿微量白蛋白？

尿液中白蛋白水平升高表示肾处于高压力状态，或已经受损。早期发现肾损害非常重要，因为尽快治疗有助于维持肾的正常功能，并阻止损害的加重。

怎样做这项检查？

有下面几种方式：

- 随机尿。这种方式最常见，尿样可以随时留取，通常是清晨第一次排尿后。
- 24 小时尿。
- 特定时段尿，比如 4 小时尿或夜尿。

有可能要通过多次检查才能准确评估肾的功能。

多久检查一次？

美国糖尿病协会建议糖尿病患者定期检查尿微量白蛋白。

- 2 型糖尿病患者，初诊时检测，之后每年复查。
- 1 型糖尿病患者，初诊 5 年之后每年复查。
- 不论何种类型的糖尿病，怀孕时检查频率可以向医生具体咨询。

检查结果的含义是什么？

医生会根据患者健康状况和其他因素综合评判检查结果。

当肾已经不正常，漏出大量蛋白时，医生可能会更频繁地让您验尿来评估肾损害。

当肾漏出的蛋白量特别大时，表明已患肾病很久了。

如果糖尿病患者 3 ～ 6 个月内有 2 ～ 3 次尿微量白蛋白值升高，医生可能会怀疑肾损害由糖尿病引起。若糖尿病患者尿蛋白阳性，医生也许会开始应用特定药物。护肾药物加上良好的糖尿病控制，是避免肾损害加重的最好方法。

什么是糖尿病酮症酸中毒？

如果患有糖尿病（尤其是 1 型糖尿病）则有糖尿病酮症酸中毒的风险，这是一种高危疾病，发生于机体没有足够的胰岛素以利用血糖供能，而消耗肌肉和脂肪组织，这使得脂肪转化为脂肪酸，再转化为另一种酸，即酮体。当酮体堆积在血液内，机体的化学平衡就会被破坏，如果没有及时处理，那么糖尿病酮症酸中毒有可能导致昏迷，甚至死亡。

> 糖尿病酮症酸中毒发生于体内没有或几乎没有胰岛素而血糖很高时，这可发生于没有注射足够的胰岛素、感染或患上其他疾病的糖尿病患者；严重脱水同样能够导致糖尿病酮症酸中毒。

糖尿病酮症酸中毒主要发生于 1 型糖尿病患者，2 型糖尿病患者发生率稍微低一些。

糖尿病酮症酸中毒的症状

包括：

- 皮肤潮红、皮温高，皮肤干燥。
- 呼吸带有强烈的水果味。

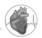

- 食欲下降，腹痛，呕吐。
- 烦躁不安。
- 呼吸加快、加深。
- 困倦感。
- 嗜睡，醒来较困难，或儿童日常活动时变得注意力下降。

如何预防糖尿病酮症酸中毒

- 按时按量注射胰岛素及服用其他降糖药物。
- 餐前及睡前测血糖，或按医嘱测血糖，这是早期发现血糖升高并且及时处理的最佳方式，依靠症状去发现该病并不可取。
- 教给与您一同工作、生活、学习的人如何测血糖。让他们知道如何在您自己无法测血糖的时候帮您测血糖。
- 随时携带疾病识别卡，在病情严重以至于无法说话时，疾病识别卡会发挥重要作用。
- 血糖过高以及尿酮体测试阳性时不要运动。
- 平衡饮食使热量、碳水化合物平均分配到整日的饮食中，这可以帮助您控制好血糖。
- 生病时：
  - 按时注射胰岛素及服用降糖药。如果饮食和进水有麻烦，也要随时携带药物。如果因呕吐无法服用降糖药物，及时与医生联系。如果您使用胰岛素，继续按医嘱注射胰岛素，但是当血糖没有明显改善时则需要联系医生。

- 多喝液体，如水、肉汤以及无糖苏打水。如果您有脱水的症状（眼球下陷、口干、少量黑尿），即刻联系医生。
- 尽量保持饮食定时、定量。
- 至少每3～4小时测一次血糖，如果血糖升高过快则测血糖的频率要更高。如果血糖升至13.3 mmol/L（240 mg/dl），或者超过了您和医生商定的最高值，则遵照此前的医嘱处理。如果医生没有告诉您高血糖时需要注射多少胰岛素，则联系医生。

- 如果血糖升高，每4～6小时验一次尿酮体，尤其是血糖超过了16.6 mmol/L（300 mg/dl），如果尿中酮体超过了1＋或者提示中等量酮体则及时与医生联系。如果患2型糖尿病，可以在血糖超过了16.6 mmol/L（300 mg/dl）时，再测酮体。可以进一步咨询医生何时测酮体。

- 如果血糖超过了16.6 mmol/L（300 mg/dl），则定期测体重、量体温、测呼吸频率以及脉搏。如果体重下降，而体温、呼吸频率和脉搏都上升了，及时与医生联系，否则病情会恶化。

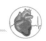

什么是高血糖？

　　高血糖是指血糖太高。如果您忘记服降糖药、吃不健康食品或不锻炼，高血糖就可能发生。疾病、应激反应和激素也可以导致血糖上升。有些人没有明确的原因也会出现高血糖。

　　如果使用胰岛素，那么定期查血糖是非常重要的。2 型糖尿病患者血糖的升高通常是很缓慢的，而 1 型糖尿病患者血糖则升高得较快。

　　如果患有 2 型糖尿病，也许需要很长时间血糖才会升至特别高。因此，防止血糖飙升以及预防紧急事件是完全可以做到的。

高血糖的表现

轻度高血糖的表现：

- 口渴、多尿。
- 皮温高、皮肤干燥。

中度高血糖的表现：

- 呼吸急促、大口呼吸。
- 呼吸带有水果味。

- 腹痛、食欲下降、呕吐。
- 眩晕、乏力。
- 尿量减少。
- 视物模糊，并逐渐加重。
- 困倦、嗜睡。

严重高血糖的表现：

- 心率加快，脉搏较弱。
- 气急、气喘，呼吸带有强烈水果味。
- 极度困倦和乏力。
- 晕厥、昏迷。

如何预防高血糖

- 列出1份糖尿病症状的表格，张贴在显眼处。让他人也了解糖尿病症状以及处理办法，以应对紧急事件发生。
- 常测血糖，尤其当生病或正常生活规律被打乱时。
- 教给与您一同工作和生活的人如何测血糖。
- 随身携带疾病识别卡或药品信息卡。
- 制订计划。向医生咨询胰岛素用量，它取决于血糖水平。
- 遵医嘱用药。未经医生许可，不能漏服降糖药或漏打胰岛素。
- 勤饮水，尤其当血糖很高时。

如何处理高血糖

如果血糖超过 19.4 mmol/L（350 mg/dl）：

- 重测血糖确保数据无误。
- 测体温。若≥38℃，立即与医生联系，或按您和医生共同制订的应急计划执行。
- 如果按上述计划执行以后血糖依然很高：
  - 若无症状，则立即与医生联系，或按照您和医生共同制订的下一步应急计划执行；
  - 如果您有严重的症状，即刻拨打"120"或当地急救电话；
  - 如果血糖恢复正常，则按照您的日常糖尿病计划执行。

如果血糖在 13.9 ～ 19.4 mmol/L（250 ～ 350 mg/dl）**之间，且在使用降糖药或胰岛素**：

- 若忘记服用降糖药或忘记打长效胰岛素，则补回用药。
- 若使用胰岛素，而您与医生未制订应急计划，则与医生联系寻求建议。
- 饮水或饮用无热量的液体。避免饮咖啡、酒精、苏打饮料等一切高热量饮品。
- 如果医生有交代，检测尿液中的酮体。当尿中酮体为1＋或中到大量，立即与医生联系。

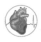

- 若体温超过 38℃，立即与医生联系，或按医生交代的计划执行。
- 打完胰岛素后 30 分钟或者服降糖药后 1 小时复测血糖：
  ○ 若血糖下降，则按照您的日常糖尿病计划执行；
  ○ 若血糖未降，或继续升高并且出现严重症状，即刻拨打"120"或当地急救电话；
  ○ 若血糖未降，或继续升高但未出现症状，立即与您的医生联系。

如果血糖在 13.9 ~ 19.4 mmol/L（250 ~ 350 mg/dl）**之间，并且未用药：**

- 不要吃含糖或碳水化合物的食品。
- 饮水或饮用无热量的液体。避免饮咖啡、酒精、苏打饮料等一切高热量饮品。
- 如果医生有交代，检测尿液中的酮体。当尿中酮体有 1 ＋或中到大量，立即与医生联系。
- 若体温超过 38℃，立即与医生联系，或按医生交代的计划执行。
- 若有严重症状则立即复测血糖。如果血糖未降，则与医生联系。
- 若无症状则 30 分钟后复测血糖。如果血糖未降，则与医生联系。
- 若血糖慢慢恢复正常，则按照您的日常糖尿病计划执行。

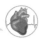

如果血糖超过了目标值，但小于 13.9 mmol/L
（250 mg/dl）：

- 若该情况经常发生，则检查是否按时服药，是否做
  到饮食控制。如果是，则咨询医生。您可能需要调
  整药物治疗方案。
- 若医生未给出明确的血糖控制目标，则遵循以下目标：
  ○ 餐前血糖 3.9 ~ 7.2 mmol/L（70 ~ 130 mg/dl）；
  ○ 餐后 1 ~ 2 小时血糖小于 10 mmol/L（180 mg/dl）。

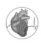

糖尿病有哪些长期问题？

如果您有糖尿病，您也存在患其他健康问题的风险。如果您的血糖水平长时间保持在高水平，这种风险将更大。高血糖会损害您的眼睛、神经、肾和血管。一般，您的血糖值越高，持续时间越长，则产生其他健康问题的风险越高。血糖水平越接近正常，并发症的风险越低。

哪些健康问题是糖尿病引起的？

糖尿病视网膜病变

糖尿病会损伤视网膜上的小血管，而视网膜是眼睛发送图像到大脑的一部分。这就是所谓的视网膜病变。它可以导致视力低下或失明。

视网膜病变通常不首先引起症状。当您有症状时，可以包括视物模糊、视物扭曲或阅读困难；您可能有飞蚊症，即有阴影或重影等症状；您可能会看到闪烁的光；您也可能没有症状，直到视网膜病变已经很严重。定期到医院检查您的眼睛。越早知道这件事，越容易防止视力丢失。

糖尿病视网膜病变不能治愈，但控制糖尿病可以防止其恶化。如果您的视网膜损伤得不是很严重，激光治疗或手术可以帮助预防更多的视力减退。

糖尿病神经病变

随着时间的推移，糖尿病高血糖会损伤您的神经，这就是所谓的糖尿病神经病变。它会影响以下神经：

触觉神经、感觉神经和位置觉神经，尤其是那些脚部和腿部神经。神经越长，越容易被糖尿病损坏。这可能导致严重的足部问题，如褥疮、感染、骨和关节畸形。这是神经病变的最常见形式。您可能会：

- 双脚、双手或身体的其他部位有刺痛感、紧缩感或灼热感。
- 有麻木感或感觉减退，最常见于脚部。
- 感觉虚弱，失去平衡感和协调感。

自主神经系统。包括控制心率、血压、体温、视觉、消化及其他功能的神经。如果这些神经受损，您可能会：

- 有明显的消化问题，如腹胀、胃灼热或腹泻。
- 晚上或在进食特定食物时出汗很多。可能还有轻微出汗，尤其是在脚部和腿部。
- 小便失禁。
- 性问题，如男性勃起功能障碍或者女性阴道干燥问题。
- 站立或坐位时感觉头晕无力。
- 未意识到的低血糖。

一根神经或一组神经。这可能会导致肌肉无力和疼痛，主要在手腕、大腿或脚部。也可能会影响人的背部、胸部神经以及控制眼部肌肉的神经。这些极少发生的症状偶然突然发生。您可能会有：

- 身体的一侧有疼痛感或无力感，如腕、腿或脚部。
- 一只眼睛周围有疼痛、难以移动眼睛或者双眼视物有重影。

糖尿病神经病变不能治愈，但您可以通过保持血糖在目标范围内防止神经病变恶化。您的医生可能会建议用药物或物理疗法来减轻疼痛。照顾好您的脚以避免足部感染。

糖尿病肾病

糖尿病肾病是由长时间的高血糖引起的肾损害。糖尿病肾病会影响肾过滤液体，它会让本应留在血液中的蛋白质进入尿液中。如果不及时治疗，这可能会导致肾衰竭。

为了尽早发现糖尿病肾病，医生会做一些评估肾过滤血液的功能的检查，以及监测有多少蛋白质在您的尿液里。

糖尿病肾病起初可以是无症状的。微量白蛋白尿是肾被损伤的首个迹象。当肾不能很好地工作，您的血压可能上升，并可能有水肿，并首先表现在脚和腿上。

药物可以帮助降低血压和保护肾脏。健康食品、运动、限制饮酒、不吸烟，并把血糖保持在目标范围可以防止肾损害或预防肾病恶化。另外，可以跟您的医生或营养师聊聊大概摄入多少蛋白质是最适合您的。

心脏疾病

高血糖会损害您的动脉，加速脂肪和钙在血管壁上堆积，糖尿病患者出现高胆固醇血症的风险也更大。当这些发生在心脏的血管或冠状动脉上时，到达心脏的血和氧气将减少，这被称为冠状动脉疾病，或冠心病。冠心病可能会导致胸痛，甚至严重心脏事件。

　　为了治疗冠心病，您需要控制您的血糖水平，加强锻炼，避免吸烟，控制您的血压，并且保持健康、合理的膳食。

怎么能减少风险？

　　您能做的最重要的事情是控制您的血糖。要做到这一点，需要按照医嘱注射胰岛素或服用降糖药，经常检查您的血糖，遵循您的糖尿病饮食方案，坚持运动，定期复查。复查是非常重要的，因为您可能在日常生活中没有发现任何问题。越早采取针对性措施，您就越有可能避免并发症和阻止病情恶化。

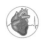

什么是糖尿病视网膜病变?

　　视网膜将图像信息传给大脑，而糖尿病可损害视网膜血管，这被称为糖尿病视网膜病变，它能引起视力下降甚至失明。

　　把血糖和血压控制在正常范围之内，就可以预防或延缓视网膜病变。

糖尿病视网膜病变的原因是什么?

　　高血糖损害视网膜的微血管。此时血管变得比较脆弱，通透性较高，蛋白质等其他物质就会从血管中漏出来。血管中还会形成凸起，这些凸起可以破裂，新的脆弱的血管就会在视网膜表面形成。这些异常血管若破裂，则血流入眼中，使视物混浊，也会在眼中形成瘢痕。

　　糖尿病时间越长，就越有可能发生糖尿病视网膜病变。

症状是什么?

　　随着时间的进展，糖尿病视网膜病变能引起视网膜肿胀，学名称为黄斑水肿。还可以引起另一种问题，叫做视网膜脱离。最终，视网膜病变将引起视力下降甚至失明。

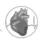

也许眼部损害很严重时您才会发现。但是医生可以早期发现这些症状，并且早期治疗，预防视力受损。

如何预防或延缓糖尿病视网膜病变?

可以采取以下措施:

- 如果患有糖尿病视网膜病变，每年至少进行一次眼部彻底检查，包括散瞳后检查，这可以使医生看见眼底。如果未患糖尿病视网膜病变，每年眼部检查结果都正常，医生可能考虑每 2 ～ 3 年而不是每年复检。
- 如果视力发生任何变化，请及时告诉医生。
- 坚持健康饮食计划。不要挑食，每餐的碳水化合物摄入量要合适。限盐以保证血压维持在正常水平。营养学家可以帮您制订饮食计划。
- 1 周至少保证 2.5 小时的中等量活动时间，比如说一周内至少有五天每天保持 30 分钟的活动时间。做自己喜欢的运动。锻炼可以帮助您将胆固醇和血压保持在较低水平。可以咨询医生哪些运动对自己是安全的。
- 严格按医嘱服药。如果对用药有疑问，请与医生联系。
- 按医生交代的频次测血糖。尽量把血糖维持在控制目标以内。
- 不要吸烟。吸烟提高诸多疾病的风险，包括糖尿病视网膜病变。

该病如何治疗？

糖尿病视网膜病变无法治愈，但治疗能防止视力受损。

> 由于在眼部严重损害之前可能没有任何症状，所以早期发现非常重要。视网膜病变越早发现，治疗就越容易，并且治疗后视力得到保护的可能性越大。

激光治疗：能预防视力受损，只要在视网膜遭到严重破坏之前施行就可以。它的原理是去除视网膜内相对不重要的细胞，减少眼睛对血和血管的需求。这样新的、脆弱的血管就不会再生成。激光治疗的次数有限制，它预防视力损害的效果比治疗视力损害更好。

玻璃体切割术：眼底有出血或者视网膜脱离时需要进行玻璃体切割术。如果视网膜损害不严重，它可以帮助维持视力。手术还可以用来治疗严重的眼部瘢痕。

冷冻疗法：可以帮助血管收缩，或者使脱离的视网膜固定。它可以用于激光治疗之前，以清除眼内的渗血。

眼内注药：可以治疗视网膜肿胀。

随访：是治疗的重要环节。要定期复查，注意疾病的征兆，有问题及时与医生联系。

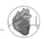

什么是周围神经病变？

糖尿病周围神经病变是糖尿病的严重神经病变之一。它由控制痛觉、触觉、温度觉以及振动觉的神经受损而产生。

原因是什么？

随着时间的推移，高血糖使整个机体的神经受损。血糖越高神经被破坏的风险越大。而年龄越大，糖尿病病程越久，风险也会增大。吸烟和酗酒同样会加重该病的风险。

糖尿病周围神经病变通常首先影响最长的感觉神经，因此常常是脚部首先受影响。

症状是什么？

- 双足、双手或身体的其他部位有感觉过敏、麻木、烧灼感、刺痛感。
- 对于轻触及温度变化的敏感性可能有明显下降或明显过度的反应。
- 虚弱感。
- 平衡或调节能力下降。

尽管周围神经病变可以从身体的任何部位开始，但是它最常影响到下肢。痛觉下降和愈合能力的减退可以引起：

- 骨关节畸形。
- 足部老茧、水疱或溃疡。
- 感染。

症状往往发展很慢，从几个月到几年。怀孕时症状可能加重。首先可能会感觉受影响部位轻微的烧灼感，如果血糖长期升高，烧灼感会加重，然后慢慢消失。之后会变为麻木感，这会使外伤变得容易被忽略。

足部小小的伤口，比如因为鞋的尺寸不合适造成的伤口，如果不加注意会变成大问题。感觉减退同样可以改变步幅，可能会造成骨关节的问题。如果足部问题未经治疗逐渐加重，那么小腿或者足有可能要截肢。

如果患有糖尿病，并且对足外伤很担心，请与医生联系。

如何处理？

糖尿病周围神经病变无法治愈，但是治疗能够延缓其发展，并且改善症状。

- 把血糖控制在目标范围以内。非妊娠的成人，糖化血红蛋白一般需要控制在 7% 以下。
- 每日检查双足，早期发现足部破溃、水疱和感染等，一旦足部出现病变立即就医。
- 每次就医时让医生进行足部、关节检查，检查平衡感以及步态。

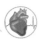

- 每年请医生或足部专家进行至少一次全面的足部检查。这可以发现足部的感觉异常。
- 最好让受过培训的专业人员来护理您的脚趾。脚趾周围的皮肤很容易发生破损，并可以引发严重的感染。
- 药物、理疗、针刺疗法以及电疗有助于缓解疼痛。
- 手也很容易受外伤，烹饪时请用锅柄隔热布并且避免接触热水。用身体温度觉较好的部位，如肘部来试洗澡水的温度。千万不要用脚来试水温。
- 保持良好的生活习惯：
    - 规律运动；
    - 控制血压；
    - 健康饮食；
    - 不要吸烟；
    - 限酒。

什么是胰岛素？

胰岛素是一种激素，可以使糖进入细胞以供能。当体内不能生成足够的胰岛素，那么血糖就会变得很高，这就是糖尿病患者出现的情况。这时也许需要额外注射胰岛素。

> 每种胰岛素都有特定的作用时程，并受许多因素影响，包括运动、饮食和疾病。有些药物、精神紧张、胰岛素用量和注射部位也能影响胰岛素的作用。

胰岛素由不同的公司生产。每次购买胰岛素时，请确认是同种胰岛素（除非医嘱有变化）。

不同种类的胰岛素

超短效胰岛素 作用时间很快，它是一种清亮液体。这种类型的胰岛素与机体自身分泌的胰岛素作用模式最相近。

短效胰岛素 可迅速降低血糖，作用消失时间比中效或长效胰岛素短。它也是一种清亮液体。

中效和长效胰岛素 都可以作用很长时间。有的看起来像白色牛奶状，有些也是清亮的。

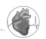

胰岛素的副作用

胰岛素最大的副作用是严重低血糖。严重低血糖可在速效胰岛素注射 10 ～ 15 分钟内发生。当胰岛素与其他降糖药物联用时，更易发生低血糖。

胰岛素可以使体重增加，这甚至更常见于已经超重的 2 型糖尿病患者。规律运动可以使体重降低，此时胰岛素的用量也会下降。

其他副作用也可发生，包括注射部位脂肪组织减少。过敏反应比较罕见。轻微过敏反应可引起注射部位肿胀和瘙痒；严重过敏反应可引起皮肤红疹，甚至呼吸困难。

类型	举例	外观	起效时间	作用峰值时间	作用时间
超短效胰岛素					
	赖脯胰岛素	清亮	5 ～ 15 分钟	30 ～ 90 分钟	3 ～ 5 小时
	门冬胰岛素	清亮	5 ～ 15 分钟	40 ～ 50 分钟	3 ～ 5 小时
	赖谷胰岛素	清亮	5 ～ 15 分钟	30 ～ 60 分钟	3 ～ 5 小时
短效胰岛素					
	普通胰岛素	清亮	30 分钟	1.5 ～ 2 小时	6 ～ 8 小时
中效胰岛素					
	低精蛋白胰岛素	浑浊	1 ～ 4 小时	4 ～ 12 小时	14 ～ 24 小时

续表

类型	举例	外观	起效时间	作用峰值时间	作用时间
长效胰岛素					
	甘精胰岛素	清亮	1～2小时	基本无峰值	达24小时
	地特胰岛素	清亮	2小时	基本无峰值	达24小时

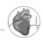

如何注射胰岛素？

正常情况下，胰岛素由位于胃后部的胰腺分泌。而糖尿病患者胰腺不分泌或者无法分泌足够的胰岛素。缺乏胰岛素时，血糖会升高至危险水平。这种情况下，就需要注射胰岛素使血糖处于安全范围。

准备材料

把物品准备好。需要胰岛素注射器、瓶装胰岛素、酒精棉或已蘸好酒精的棉球。请把这些物品放在包里或物品箱内，这样无论去何处都能随身携带。注意，胰岛素不能受高热，否则就会失效。

检查胰岛素瓶的标签和里面的胰岛素。首次使用胰岛素瓶时，记得在瓶上标注日期。胰岛素瓶使用 30 天后就得扔掉，因为胰岛素 30 天后也许会失效。

用肥皂和流动水洗手，烘干。

1. 双手轻柔地滚动胰岛素瓶，使胰岛素回温。双手滚动云雾状的胰岛素直至其变成白色絮状物溶解，此时胰岛素已被摇匀。

2. 用酒精棉或已蘸好酒精的棉球擦拭胰岛素瓶的橡胶盖（如果首次使用，则揭开橡胶盖上的保护膜），让酒精自然干。

3. 揭开胰岛素注射器针头上的橡胶帽。注意不要触碰针头。

4. 注射器回推，让与胰岛素剂量等量的空气进入注射器。

5. 把注射器针头插入胰岛素瓶的橡胶盖。推动注射器，使空气入瓶。这样的话，抽走胰岛素后瓶内依然可以保持相同的压力。

6. 拿起胰岛素瓶，注射器在下，回退注射器，使瓶内的胰岛素吸入注射器，注意让吸入注射器的胰岛素量稍大于所需注射的剂量。

7. 轻弹注射器外壁，使注射器中的气泡回到针头内，再把气泡推回瓶内，此时检查注射器内胰岛素的量是否为所需要量。

8. 将针头从胰岛素瓶上取出。现在就可以注射了。

如果视力欠佳，双手不灵便或无法准确抽吸胰岛素的剂量，需要提前找人帮助注射胰岛素。也可以使用特制的胰岛素笔，它不需要调配。这种笔需要在顶部安上一枚针头。可以根据所需的注射剂量转动胰岛素笔顶部的数值。胰岛素笔有各种类型，可能比瓶装胰岛素贵，但更便于使用。

如何注射

1. 清洁注射部位。如果注射前用酒精消毒皮肤，则让其自然干。让注射部位肌肉放松，以减少注射疼痛感。

2. 用拇指和另一只手指捏起注射部位的一小块皮肤。

3. 像握铅笔一样握住注射器，靠近注射部位，注射器与注射部位通常呈90°角。

4. 弯曲手腕，快速将针头全部插入注射部位。

5. 推动注射器，使胰岛素进入脂肪组织。

6. 针头从进入的角度拔出。如果稍有流血，不要揉，用棉球或纱布块按压注射部位。

7. 不要再次使用该针头。

注射部位的选择

胰岛素可以注入：

- 腹部：距肚脐至少 5 厘米以外的部位。此为胰岛素最佳注射部位。
- 大腿上部外侧：胰岛素在此部位吸收较慢，注射完毕立即运动则可以改善。
- 上臂外侧：此部位注射常需要协助。
- 臀部：此部位注射也常需要协助。

医生也许会建议每天在不同部位注射胰岛素，此被称为注射部位轮换。如果想轮换注射部位，请咨询医生，确保方法正确。可以更换部位，但每天的同一时间在同一部位注射。例如每天：

早餐时，在手臂上注射；

午餐时，在大腿上注射；

晚餐时，在腹部注射。

每次注射时，记得稍微调整注射点。每次在同一点注射可能会出现硬结或凹陷。比如，在右上臂选 5 个不同位置注射，再选 5 个左上臂的不同位置。

每次注射完需更换胰岛素注射器和针头。

如何规划糖尿病患者全面自我照护方案？

治疗糖尿病是一种挑战，特别是年龄增大时。为了正确护理，提前计划很重要。这可以帮助您安全、健康、独立地生活，如果有需要则及时求助他人。

糖尿病可以引起眼、心脏、血管、神经以及肾的病变。控制好血糖可以防止这些病变发生。您需要积极运动，健康饮食，按时用药，勤测血糖来做到这一点。

居家管理糖尿病

医生可以帮助您制订计划来治疗糖尿病，这个计划应该包括用药和用餐计划，血糖测试计划，同样应该包含高血糖或低血糖的应急处理，把计划书放在每日都能看到的地方。

居家安全

糖尿病可以引起周围神经病变和眼部病变，这可以让您变得容易受到外伤。高血糖以及循环不良可以让伤口变得更难愈合。

为了避免外伤需要做到：

- 把家具、地毯和杂物收好，以防跌倒。
- 热水器温度不宜过高，用淋浴温度测试计或者身体温度觉正常的部位来感知水温，比如肘部。

- 烹饪时握好锅柄隔热布。
- 穿尺寸合适的鞋袜，不要赤足行走。

如果视力不好：

- 药盒上贴上可感知的标志，记录血糖测试结果。
- 日常用品上放上尺寸较大的容易看见的卡片或者标签。
- 使用视觉辅助设备，如使用放大镜或者显示屏较大的血糖仪。

健康饮食

摄入健康食品比如全麦、瘦肉或蔬菜，每餐都需要包括各种营养素，并且提供合适的热卡以及碳水化合物的量。

医生和营养学家可以帮助计划饮食，如果自己不能做饭，则让提供健康食物的机构给您送饭。

多饮水，使尿液呈淡黄色或清亮。如果您有肾病、心脏病或者肝病则需要限水，如果您想增加饮水量，提前咨询医生。

定期复查和体检

定期复查有助于防止糖尿病引发的问题，复查包括：

- **足部检查**：每日检查脚部是否有水疱、老茧、疼痛、麻木和刺痛。
- **请专科医生规律进行眼科检查**：用于检查可以导致失明的眼部问题，每次复查可能都会检查眼睛。
- **每3～6个月检查1次糖化血红蛋白**：以判断血糖的控制情况。高血糖会导致糖化血红蛋白升高。

- **每6个月进行1次牙科检查**：咨询牙科医生如何进行日常牙龈护理。
- **尿检**：每年复查以发现肾损害的线索。
- **胆固醇检查**：可以帮助预防心脏病。低密度脂蛋白胆固醇，俗称"坏"胆固醇，应该低于2.58 mmol/L（100 mg/dl）。咨询医生隔多久查一次。
- **常规测量血压**：以发现心脏病的症状。大多数糖尿病患者血压需控制在130/80 mmHg以下。医生可以帮助您设定最佳的血压控制目标。

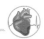

糖尿病患者生病时如何自我护理?

如果患有糖尿病,那么机体的其他疾病或心理压力可以使血糖升高,这很危险。身患流感或其他疾病时,身体会释放激素抵抗感染。而这些激素会升高血糖水平,使胰岛素或其他药物难以降低血糖。

与医生合作,制订一个生病时的病假计划。了解自己的血糖应处于怎样的水平,学会怎样在必要时调整胰岛素或降糖药物的剂量。如果查血糖或查尿酮体有困难,及时与医生联系。

把计划书置于就近的地点,计划中应包含联系或急救电话,以防夜里或周末需与医院联系。让家人也知道计划书的放置之处。

生病了怎么办?

照常使用降糖药

- 如果不能进食,或进食有困难,请与医生联系。
- 生病也许会使血糖升高。如果呕吐无法服药,及时与医生联系。您可能需要调整胰岛素剂量。
- 根据病假计划,把近期服用的降糖药以及是否调整药物剂量记录下来。必要时联系医生，可以将这些信息告诉他。

饮食

- 进食种类和量应与平时相近。液体摄入量应增加，如水、肉汤、果汁等，以防脱水。
- 如果血糖超过 13.3 mmol/L（240 mg/dl），多摄入无糖液体。
- 如果不能正常进食，多喝液体，如汤、运动饮料、牛奶等。也可以摄入对胃刺激较小的食物，如香蕉、软米饭、薄饼干、苹果沙拉等。尝试每 3 ～ 4 小时摄入 50 克碳水化合物。比如，6 块薄饼干、1 杯（224 ml）脱脂牛奶，半杯（112 ml）橙汁，以上每种均含约 15 克碳水化合物。

测血糖

- 每 3 ～ 4 小时测 1 次血糖。如果血糖上升较快，则测试频率需增加，包括夜间。如果血糖上升超过 16.6 mmol/L（300 mg/dl），则注射胰岛素（如果医生有交代）。如果和医生未商定病假计划中的额外胰岛素注射方案，及时与他联系以寻求帮助。

测酮体

如果注射胰岛素，每 4 ～ 6 小时测 1 次尿酮体，尤其当血糖超过 16.6 mmol/L（300 mg/dl）时。

医嘱外用药

若未得到医生许可，千万不要使用诸如镇痛药、减轻充血的药物、中草药或其他天然药物等一系列未经处方的药品。

何时与医生联系

如果认为需要急救，请拨打"120"或当地急救电话。如下列情况：

- 严重腹痛。
- 呼吸困难。
- 胸闷不适。

即刻就诊或寻求医疗救助，例如：

- 根据病假计划已注射胰岛素但血糖仍高于 13.3 mmol/L（240 mg/dl）。
- 口服降糖药，但餐前血糖仍高于 13.3 mmol/L（240 mg/dl），且持续时间超过 24 小时。
- 呕吐，无法服药，致使血糖高于 13.3 mmol/L（240 mg/dl）。
- 血糖低于 3.9 mmol/L（70 mg/dl），有低血糖症状，服含糖食品后症状无缓解。
- 尿酮大于 2 ＋或中等量尿酮。
- 不适、发热，数日症状无缓解。
- 呕吐、腹泻超过 6 小时。
- 呼吸急促。

- 呼吸带有水果味。
- 口干。
- 尿色深。
- 自己认为药物有问题。

糖尿病患者如何控制血压?

糖尿病患者患高血压很常见，高血压会损害心脏、血管以及身体的其他部分。

糖尿病患者罹患心脏病、卒中等其他疾病的风险显著提高。如果患有高血压，降压治疗可以帮助避免这些问题。控制血压是控制糖尿病的重要方式之一。

血压控制目标

即使血压很高也可以没有任何症状，所以一定要定期检查，医生可以帮助确定最佳和最安全的血压水平。

测量血压

定期测量血压可以帮助您和医生了解实际血压值与控制目标的差距。

如果您服用降压药，定期测量血压可以帮助医生判断是否需要调整剂量。

咨询医生隔多久测一次血压，您可以在看病时测量血压，医生也许也会让您在家测血压。许多药店都可以免费测血压。

健康的生活方式

健康饮食

健康饮食也可以帮助控制血压。咨询医生或者营养学家如何健康饮食。例如：

- 吃低脂肉，并多吃水果、蔬菜、全麦、低脂制品，这叫作"用饮食方法停止高血压"。
- 限盐。尽可能限制加工食品、咸的零食以及罐头汤。
- 禁酒或限酒。

运动

适当运动有助于控制血压。

一周活动至少 2.5 小时，比如说一周内至少有五天每天保持 30 分钟的活动时间。可以做一些让心跳加快的活动，比如：

- 散步或骑车。
- 整理房间。
- 做家务劳动，比如扫地或除尘。
- 游泳或者进行水中有氧运动。

控制体重

适当活动和健康饮食可以帮助控制体重，这有助于降低血压以及控制糖尿病。

降压药

除了生活方式的改变，有时也需要服用降压药来控制血压，包括：

- **血管紧张素转化酶抑制剂**：这类药物可以降低血管紧张度，从而起到降压效果。
- **血管紧张素 II 受体阻滞剂**：这类药物同样可以降低血管紧张度，如果服用血管紧张素转化酶抑制剂出现副作用，如咳嗽，则可以换用这类药物。
- **利尿剂**：这类药物通过减少体内过量的盐和水起到降压效果。
- **β 受体阻滞剂**：这类药物减慢心率，减少心脏的排血量，从而达到降压效果。
- **钙通道阻滞剂**：这类药物通过降低血管紧张度和扩张血管达到降压效果。

您可能需要服用超过 1 种降压药物以达到目标血压值。您的医生可以根据血压情况调整药物种类和剂量。

糖尿病患者如何控制胆固醇？

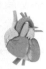

如果患有糖尿病，随着时间的推移，患上其他疾病，如心脏病和卒中的风险将会增加。

糖尿病患者胆固醇升高很常见。胆固醇升高容易使血管阻塞，从而让心脏病及卒中更易发生。若患有高胆固醇血症，降低胆固醇会让生命更健康、更长久。

> 如果您吸烟，同时有高血压、糖尿病、高胆固醇血症，那么心脏病和卒中的风险将会非常大。戒烟可使该风险降低。

胆固醇检测以及目标值

控制好胆固醇，很重要的一点就是明白自己的胆固醇水平是多高以及控制目标是多少。

胆固醇检测

即使血脂很高，也可以没有任何症状，所以定期检测胆固醇很重要。

医生根据抽血化验来确定胆固醇水平，这项检测可以验出不同种类的胆固醇的水平。

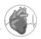

低密度脂蛋白胆固醇俗称"坏"胆固醇，水平越低越好；而**高密度脂蛋白胆固醇**俗称"好"胆固醇，水平越高越好；总胆固醇水平也需要降低。三酰甘油（甘油三酯）是另外一种脂质，同样需要降低。

胆固醇控制目标

可以咨询医生血脂的控制目标。糖尿病患者调脂治疗可能集中在降低低密度脂蛋白胆固醇，但医生可能会关注各项血脂水平。以下是一些基本原则：

胆固醇和三酰甘油（甘油三酯）目标	
胆固醇种类	目标
低密度脂蛋白胆固醇（"坏"胆固醇）	低于 2.58 mmol/L（100 mg/dl），或低于 1.81 mmol/L（70 mg/dl，若医生建议）
高密度脂蛋白胆固醇（"好"胆固醇）	男性高于 1.03 mmol/L（40 mg/dl），或女性高于 1.29 mmol/L（50 mg/dl）
总胆固醇	低于 5.17 mmol/L（200 mg/dl）
三酰甘油（甘油三酯）	低于 1.70 mmol/L（150 mg/dl）

改变生活方式

健康的生活方式有助于降低胆固醇水平。

咨询医生怎样实现健康的生活方式，内容包括：积极锻炼，低脂饮食，必要时减肥。

运动

运动可以帮助升高高密度脂蛋白胆固醇和降低低密度脂蛋

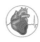

白胆固醇，同时还可以帮助减肥。

- 进行一项新的运动之前，咨询医生多大运动量是安全的。
- 开始时慢一些，幅度保持于可承受范围之内。
- 尽可能保证每周 2.5 小时的中等量运动时间。
- 如果运动时出现胸闷和气短，即刻联系医生；有时气喘是因为您状态不佳，但也许是心脏病发作的信号。
- 散步既简单又经济。找个同伴一同散步可以使您坚持下去。可以用计步器测步数，设定锻炼目标。

其他建议如下：

- 和儿女或孙子（女）玩耍。
- 骑车。
- 有楼梯就爬楼梯（但老年人应注意膝关节受损问题）。
- 游泳或进行水中有氧运动。
- 加入健康俱乐部或散步俱乐部。

健康饮食

健康饮食对降低胆固醇非常关键。它也可以帮助减肥。治疗性饮食包括低胆固醇、低饱和脂肪酸和低反式脂肪酸饮食，包括：

- 瘦肉、禽肉、鱼肉、干豆。
- 蔬菜、水果。
- 全麦、谷类。

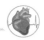

控制胆固醇的药物

他汀类药物可以降低胆固醇。这些药可以：

- 减少体内胆固醇的生成。
- 与生活方式的改变一起协助达到胆固醇控制目标。
- 降低心脏病风险。

如果低密度脂蛋白胆固醇目标值是低于 2.58 mmol/L（100 mg/dl），医生也许会建议服用他汀类药物，以帮助达标。可以咨询医生其副作用。

同时医生也许会建议使用贝特类药物来降低三酰甘油（甘油三酯）水平。

按医嘱服药。如果认为服药出现问题，及时与医生联系，也许可以换药或减少服药剂量。

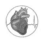

糖尿病患者如何关爱双足？

糖尿病可以损害身体的许多部位，包括贯穿至双脚的神经和血管。若能予以额外的呵护，就能防止外伤和感染。

不妨将检查双脚作为每日生活的必行之事。

为什么足部呵护如此重要？

因为随着时间的推移，糖尿病高血糖可以：

- 损害足部神经，使得足部受到外伤时不容易被感知，这被称为糖尿病周围神经病变。
- 损害全身血管，包括腿部和足部血管。小的割伤、溃疡，甚至嵌甲会使得愈合时间变长，更加容易感染。

如何呵护双足？

- 至少每天检查一次您的脚，这是足部护理的最重要的部分。可以使用镜子来检查。如果视力不好，可以寻求别人的帮助。检查是否有颜色变化、水疱、脱皮或皮肤破损、鸡眼、老茧、疮和嵌甲。记录任

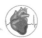

何刺痛或麻木的部位。

- 每天洗脚。用温暖但不烫的水洗脚。要洗脚的各个区域。轻轻拍干（而不要揉）脚，一定要把脚趾之间弄干。可以涂一薄层润肤液在脚上，但不是脚趾间。定期修剪趾甲，可以叫别人来帮忙，以免剪到趾甲周围的皮肤。

- 穿合适的鞋和袜子。柔软的、有良好的支撑并且尺寸合适的鞋最佳，如网球鞋。带有更好的足弓垫的硬底鞋也可以买。可以先每天穿几个小时以慢慢适应新鞋。尽量穿无缝袜子。

- 避免外伤。穿鞋之前，检查鞋子里是否有粗糙物。户外活动后检查双脚是否有水疱、割伤或刮伤。千万不要赤脚外出。

- 每次复诊时让医生检查一下足部。医生也许会发现您所忽略的问题。

- 每年请医生或足部专家进行至少一次全面的足部检查，这可以发现足部的感觉异常。

- 早期治疗足病。即使足部仅有小问题，也要咨询医生，除非医生之前已经告诉您碰到这些问题时应该如何处理。如果需要特殊处理，医生也许会建议您进行足部手术或矫形手术。有时表面看起来像小问题，也许会引发严重后果。

如何避免外伤？

每次都穿合脚的没有损坏的鞋。如果不想把外面的鞋穿入

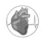

室内，就在室内穿鞋底较硬的支撑较好的拖鞋。把鞋子或拖鞋放在床旁，下床后就穿好鞋。经常检查一下地板和行走区域有没有障碍物或容易引起跌倒的东西。

夜晚如果感觉脚底冰凉，就穿好袜子。

不要使用偏方来治疗足部问题。

冰敷或热敷治疗脚伤时要小心。患糖尿病时脚感知温度变化的能力较差，可能会加重病情。

脚尖受阳光暴晒时请用防晒霜。

游泳时，请穿好海滩防护鞋或冲浪防护鞋。在公共浴室或浴池洗澡时请穿好淋浴鞋，以防止足癣（脚气）、跖疣和其他传染性问题。

如果您有神经病变，用身体温度觉较好的部位（如肘部）来试洗澡的水温。千万不要用足来试水温。

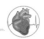

糖尿病患者如何处理伤口？

糖尿病患者处理好伤口特别重要。糖尿病患者伤口更难愈合，更易感染，因为高糖状态会使免疫系统受损。白细胞可以杀灭细菌和真菌等引发感染的因素，但高血糖会影响白细胞的正常工作。

如果受了外伤，请严格遵守治疗计划，并照顾好自己。这样可以使伤口尽快愈合，并抵抗感染。

隔多久找医生复诊？

- 首先按预约的计划复诊。
- 如果对外伤有疑虑，随时与医生联系。

仅从外表观察往往很难估计损伤的严重程度。医生常常需要做全面检查来决定您需要接受怎样的治疗或者判断治疗效果如何。

如何促进伤口愈合？

- 严格遵循医生的治疗计划，包括清理伤口的方式。如果有疑问，立即联系医生。

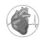

- 把血糖稳定在控制目标以内。
- 禁止吸烟。
- 健康饮食。机体需要营养以促进伤口愈合。
- 保持创面清洁，以避免感染。
- 不要使用聚维酮碘或过氧化氢，它们能损伤和干燥受损组织。如果医生建议，可选择湿抗生素软膏代替。
- 受伤时，尽量避免伤口负重。

如果在使用抗生素，请规律使用，不要随意断药，时刻遵医嘱用药。过早停止抗生素治疗可能会导致严重的问题。

何时联系医生？

如果有新发症状、改变或感染症状，联系医生。例如：
- 损伤区域疼痛、肿胀、发红或发热。
- 有红条纹从损伤区域延伸。
- 有脓液排出。
- 发热或寒战。

有些问题需要即刻处理，如感染。看似简单的问题可能很快变得非常严重，尤其是有足部损伤时。如果有感染，医生可能让您服用抗生素或通过手术清除损伤组织。